LA RECETA DEL GRAN MÉDICO

para

EL RESFRÍO Y LA GRIPE

JORDAN RUBIN

con el doctor Joseph Brasco

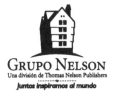

GRUPO NELSON
Una división de Thomas Nelson Publishers
Juntos inspiramos al mundo

www.gruponelson.com

El propósito de este libro es educar, por tanto no se han escatimado esfuerzos para darle la mayor precisión posible. Esta es una revisión de la evidencia científica que se presenta para propósitos informativos.

Ninguna persona debe usar la información contenida en esta obra con el fin de autodiagnosticarse, tratarse ni justificarse para aceptar o rechazar cualquier terapia médica por problemas de salud o enfermedad. No se quiere convencer a nadie para que no busque asesoría y tratamiento médico profesional; además, este libro no brinda asesoría médica alguna.

Cualquier aplicación de la información aquí contenida es a la sola discreción y riesgo del lector. Por lo tanto, cualquier persona con algún problema de salud específico o que esté tomando medicamentos debe primero buscar asesoría de su médico o proveedor de asistencia sanitaria personal antes de comenzar algún programa alimenticio. El autor y Grupo Nelson, Inc., no tendrán obligación ni responsabilidad alguna hacia cualquier persona o entidad con respecto a pérdida, daño o lesión causados o que se alegue que han sido causados directa o indirectamente por la información contenida en este libro. No asumimos responsabilidad alguna por los errores, inexactitudes, omisiones o cualquier incongruencia aquí contenidos.

En vista de la naturaleza compleja e individual de los problemas de la salud y del buen estado físico, este libro y las ideas, los programas, los procedimientos y las sugerencias aquí contenidos no pretenden reemplazar el consejo de profesionales médicos capacitados. Todos los aspectos con respecto a la salud de una persona requieren supervisión médica. Se debe consultar a un médico antes de adoptar cualquiera de los programas descritos en este libro. El autor y la editorial niegan cualquier responsabilidad que surja, directa o indirectamente, del uso de esta obra.

© 2006 por Grupo Nelson
Una división de Thomas Nelson, Inc.
Nashville, Tennessee, Estados Unidos de América
www.gruponelson.com

Título en inglés: *The Great Physician's Rx for Colds and Flu*
© 2006 por Jordan Rubin y Joseph Brasco
Publicado por Nelson Books
Una división de Thomas Nelson, Inc.

Traducción: *Rolando Cartaya*
Diseño interior: *Grupo Nivel Uno, Inc.*

ISBN-10: 0-88113-174-1
ISBN-13: 978-0-88113-174-1

Impreso en Estados Unidos de América

CONTENIDO

INTRODUCCIÓN

¡Está en el aire!

¿Hay alguien aquí que no haya oído hablar de la gripe aviaria? Sé que los ciclos de atención son cortos en nuestros días, pero usted tendría que haber estado durmiendo recostado en un árbol como Rip Van Winkle para no darse cuenta el pasado invierno de la publicidad por parte de los medios de comunicación.

«Los expertos temen la aparición de la gripe aviaria, pero no pueden predecir cuándo», rezaba un titular del Servicio de Noticias Knight Ridder. «Carrera para prevenir epidemia global», declaraba *Newsweek* presentando en su portada un gallo colorado de aspecto enfermizo. Desde que Alfred Hitchcock lanzó su filme *The Birds* [Los pájaros], a principios de los años sesenta, no habían tenido nuestros amigos emplumados tan mala reputación.

La prensa trabajaba a partir de un esquema, y con la gripe aviaria las historias seguían generalmente este diseño:

1. Algo malo está sucediendo en Asia y podría extenderse hasta nuestras fronteras.

2. A los expertos les preocupa que uno de los peores desastres naturales en la historia de la humanidad pueda ocurrir muy pronto.

3. El gobierno de Estados Unidos no quiere que le tome desprevenido y está adoptando medidas para proteger la salud pública.

4. A pesar de todos los esfuerzos bien intencionados,
   estamos condenados a sufrir la epidemia a menos que la
   ciencia pueda desarrollar una vacuna.

Estos reportajes eran con frecuencia acompañados por una
granulosa foto en tono sepia de la época de la Primera Guerra
Mundial, que presentaba un improvisado y oscuro hospital de
emergencia en Camp Funston, Kansas, donde centenares de víctimas esperaban en catres de campaña para recibir atención
médica. Un recuadro informaba que alrededor de seiscientos
setenta mil estadounidenses perecieron a consecuencia de la
pandemia de influenza conocida como «gripe española», que
asoló al mundo entre 1918 y 1919.

No me cabe duda de que el año 1918 no era un buen
momento para contraer la gripe. La pandemia de influenza de
1918-19 mató a muchos más soldados estadounidenses que la
carnicería de la guerra de trincheras de la Primera Guerra
Mundial. Los historiadores están divididos en cuanto al saldo
total de víctimas en todo el mundo del masivo brote gripal, pero
los cálculos oscilan entre veinte millones y cincuenta. En
Estados Unidos, una cuarta parte de la población se infectó con
el virus; en todo el orbe, contrajo la influenza el veinte por
ciento de la población mundial. Mi buen amigo el escritor Mike
Yorkey perdió entonces a su bisabuelo.

Los aliados de la Primera Guerra Mundial llamaron a la epidemia «gripe española», probablemente porque el brote recibió
una mayor atención de la prensa en España, dado que ese país
no participó en la contienda ni promulgó leyes de censura para
tiempo de guerra. Cuando España fue golpeada por un brote
inicial de la enfermedad, otros países se apresuraron a atribuirle

la responsabilidad, aunque algunos pensaron que los alemanes
—que habían introducido el tóxico gas mostaza en el frente
occidental en 1915— estaban tras un diabólico plan para exter-
minar a sus enemigos con otra forma de guerra biológica.

La gripe española atravesó rápidamente el Atlántico y llegó a
las costas de los Estados Unidos, gracias a la carga humana en los
barcos mercantes y de transporte de tropas. Como una fuerza
invasora, no tardó en establecer su cabeza de playa en nuestras
principales ciudades. A medida que el número de muertes
aumentaba y las autoridades locales comprendían que tenían en
sus manos una plaga moderna, se adoptaron fuertes restricciones
sobre las reuniones públicas y los viajes.

Teatros, salones de baile, iglesias y otros sitios frecuentados
por grupos de personas fueron clausurados. Se hicieron cumplir
las cuarentenas y los funerales quedaron limitados a quince
minutos.

Muchas de esas restricciones públicas eran medidas totalmente justificadas. Una vez que «la gripe» a secas —la otra
designación asociada con la influenza de 1918— le agarraba a
uno por la adolorida garganta, el peligro era mortal, especialmente entre las edades de veinte a cuarenta años. Por alguna
razón la Parca segaba con su guadaña a quienes estaban en la
flor de sus vidas, y no a los niños o los ancianos. Los pulmones
de las víctimas se llenaban rápidamente de líquido, y aquellas
pugnaban por limpiar sus vías respiratorias de la espuma san-
guinolenta que les brotaba por la boca y las fosas nasales. Lo
que ocurría en esencia era que uno se ahogaba en sus propios
fluidos corporales en cuestión de días o hasta de horas. Una
muerte espantosa. Los médicos se veían impotentes contra una
epidemia que los historiadores reconocen hoy como la más

devastadora que haya asolado al planeta, causando muchas más muertes que la peste bubónica entre 1347 y 1351, aunque debe observarse que muchas más personas vivían en el mundo en el período entre los siglos XIX al XX que hace seiscientos cincuenta años.[1] Como la gripe española no discriminaba entre sus víctimas por el status económico o social, reinaba un fatalismo general, que fue captado en una rima que cantaban los niños mientras saltaban la cuerda en 1918:

I had a little bird
Its name was Enza
I opened the window
And in-flu-enza

Traducida libremente al español, diría más o menos así:

Yo tenía un pajarito
Que se llamaba Enza
Pero abrí la ventana
Y entró volando la in-flu-enza

El presunto origen de la pandemia de gripe de 1918-19 fue una gripe aviaria que se contagió directamente a los seres humanos, mutó para convertirse en un virus humano y luego empezó a transmitirse de persona a persona. ¿Podría volver a suceder en nuestros días? Nadie lo puede asegurar, razón por la cual vemos tanta especulación en la prensa. El corresponsal Steve Kroft, del programa *60 Minutes* de la cadena estadounidense CBS, dijo: «La Organización Mundial de la Salud la describe [a la gripe aviaria] como la más grave amenaza para la salud que enfrenta el planeta, mayor que el sida o la tuberculosis».

Kroft manifestó lo anterior consciente de que las autoridades de salud pública están profundamente preocupadas por la posibilidad de que el mortal virus de la influenza aviaria pueda concretar ese crítico salto a la propagación de un ser humano a otro.[2]

Como dijera una vez el receptor y miembro del Salón de la Fama del béisbol Yogi Berra, si llega a ocurrir, será una vez más *déjà vu.*

No hay que tomarla a la ligera

Entonces, ¿Se vislumbra en el horizonte otra mortal pandemia de gripe aviaria? No estoy capacitado para responder eso, pero muchos prominentes expertos de la salud han estado diciendo que la pregunta ya no es si ocurrirá, sino cuándo. Sus preocupaciones se basan en el reciente descubrimiento de un letal virus identificado como H5N1, responsable de la muerte reciente de ciento cuarenta millones de aves en el continente asiático, una cifra que incluye a las intencionalmente sacrificadas para detener la propagación del virus. Desde el 2003 unas doscientas infortunadas personas han contraído el H5N1, principalmente porque estuvieron en contacto con las excretas o la sangre de aves de corral. *La mitad* de los infectados ha muerto, lo cual ha precipitado a las autoridades de salud pública a activar las alarmas. En el otoño de 2005, los científicos vincularon genéticamente al H5N1 con la pandemia de influenza de 1918.

De ahí la preocupación oficial, aunque si el H5N1 llegará a mutar, convirtiéndose en un virus humano, se volvería menos letal. «Esto se debe a que tendría que mutar o combinarse con otro virus, lo cual casi seguramente disminuiría su eficiencia mortífera», escribió Emily Flynn Vencat en la revista *Newsweek.*

«Por ejemplo, el aterrador virus de 1918 mató solamente a uno de cada cien… pero "no existe virus bajo el sol capaz de propagarse con semejante mortalidad", dice John Oxford, virólogo de la Escuela de Medicina Queen Mary's en Londres».[3]

Ahora todos están a la expectativa para ver si el virus de las aves —también conocido como influenza aviaria— puede ser transmitido de persona a persona. Hasta ahora no ha ocurrido, gracias a lo cual pudimos esquivar esas balas cargadas de gérmenes en el invierno boreal 2005–06. Sin embargo, si la temida gripe aviaria cobrara impulso en el futuro, los epidemiólogos predicen que el saldo mortal podría englobar a un dos y medio por ciento de la población mundial, o ciento cincuenta millones de personas. Una propagación intercontinental de la influenza aviaria se extendería a través de las fronteras como un descontrolado incendio forestal, creando un caos internacional y afectando seriamente la economía mundial.

Creo que debemos preocuparnos, si bien la prensa ha tratado durante años de manera sensacionalista el problema de la próxima «epidemia» que podría matar a millones de personas. Como los resfriados y la gripe son las formas más comunes de enfermedad en los humanos, es conveniente que permanezcamos vigilantes y adoptando medidas para protegernos. Un aspecto alentador es el hecho de que la gripe aviaria ha estado circulando en China durante más de diez años sin «saltar» a la población humana.

Este libro, *La receta del Gran Médico para el resfrío y la gripe*, es sin embargo acerca de mucho más que el H5N1 y la posibilidad de que nuestras autoridades de salud pública puedan protegernos o no. Confío en que seguirán siendo remotas las posibilidades de que contraigamos una gripe, resfriado o sinusitis que amenace

nuestras vidas, y por eso doy gracias al Señor. A lo que deseo refe-
rirme es a los resfriados *corrientes* y a los virus de la gripe común
que nos abaten, nos hacen sentir fatales e impiden que podamos
ser productivos en el hogar, el ministerio o el trabajo.

El resfrío y la gripe son enfermedades virales que comparten
muchos de los mismos síntomas y que son causados por la
misma familia de virus respiratorios, aunque existen algunas
diferencias clave. Un resfriado es una infección del tracto respiratorio superior que incluye secreción nasal, estornudos y tos. La
gripe suele presentar los mismos síntomas, sólo que más severos,
junto con fiebre, dolores musculares y una tos más persistente.[4]
Las personas afectadas por la gripe o influenza experimentan a
veces fiebres altas seguidas de escalofríos, lo cual puede agotar a
los enfermos y hacerles sentir dolor en todo el cuerpo. He aquí
mi descripción aficionada y no médica sobre las diferencias entre
un resfriado y una gripe: cuando uno está resfriado, puede ir al
trabajo y realizar sus tareas, o tener un día normal. Pero cuando
tiene una gripe, desea estar acostado y se siente demasiado débil
para levantarse. Según la Clínica Mayo, el estadounidense
adulto promedio contrae entre dos y cuatro enfermedades del
tracto respiratorio superior cada año, principalmente durante la
«temporada de los resfriados y la gripe», entre octubre y abril.
Los niños en edad escolar, como bien saben sus padres, son más
susceptibles a estas afecciones debido a que cohabitan cada día
con veinte o treinta condiscípulos, y promedian entre seis y diez
resfriados anuales.[5]

El impacto económico y para la sociedad de los resfriados y
las gripes no debe tomarse a la ligera. Estas enfermedades virales, las más frecuentes entre los estadounidenses, atacan cada año
cerca de quinientos millones de veces, y cuestan cuarenta mil

millones de dólares por concepto de cuentas médicas, medicamentos y ausencias laborales o escolares, según reportó un estudio realizado por la Universidad de Michigan.[6] Según el Instituto Nacional para la Alergia y las Enfermedades Infecciosas (NIAID) de EUA, ciertos cálculos sitúan las pérdidas producidas por los resfriados en hasta mil millones de dólares anuales.[7]

Contraer un virus de la influenza es menos común, pero plantea una más grave amenaza a la salud: hasta treinta y seis mil estadounidenses mueren cada año de complicaciones relacionadas con la gripe, y más de doscientos mil experimentan dificultades respiratorias de tal magnitud que deben ser hospitalizados.[8]

El llamado resfriado común tiene bien aplicado el calificativo, pues en cualquier año dado, cerca de la mitad de la población de los Estados Unidos padecerá un resfrío, y cuarenta por ciento desarrollará influenza.[9] Durante el apogeo de la temporada del resfriado y la gripe, las salas de espera de los médicos generales se llenan de jóvenes, adultos y ancianos que estornudan, se suenan y se limpian la nariz.

La frialdad no tiene nada que ver con contraer un resfriado. Los científicos creen que el influjo del regreso a la escuela, alrededor del otoño boreal, facilita un excelente laboratorio para el intercambio de virus. El cambio en el clima hacia temperaturas más bajas también incita a las personas a permanecer más en interiores, lo cual incrementa las probabilidades de estar en proximidad física con un familiar o amigo que tenga una condición viral. Cuando las personas estornudan, se limpian las secreciones nasales con las manos, o tosen, le ponen a usted en posición de contraer un resfriado producido por alguno de los entre cien y doscientos rinovirus que se alojan en su nariz, a la que se identifica en lenguaje médico con la raíz «rino». Después de estacionarse en sus fosas nasales, estos rinovirus empiezan a trabajar y a medida que se multiplican por miles de millones afectan el resto de su organismo. Antes de que llegue a darse cuenta, tendrá la nariz congestionada y estará estornudando, y a menos que su sistema inmunológico pueda repeler a esos invasores, se encontrará atrapado en la batalla contra el resfriado. Después de infectado, su cuerpo se convierte en una fábrica de virus durante uno o dos días, mientras el microbio se duplica una y otra y otra vez. Una vez que el resfrío le ha atrapado, es difícil deshacerse de él en menos de dos días. La mayoría de las veces los dolores, la irritación o la comezón en la garganta, las secreciones nasales y la tos persistente, se mantienen entre tres y diez días, y una tos residual puede durar otras dos o tres semanas. Los virus de la influenza tienden a ser más fuertes que los del resfriado, pero ambos son altamente contagiosos y se transmiten por un simple estornudo, un beso o la tos.

TRATAMIENTO CONVENCIONAL

Una vez que el virus establece su cabeza de playa en su tracto respiratorio, usted se dará cuenta, porque se sentirá inmediatamente mal. Y cuando uno se siente mal, suele tratar de buscarle una solución, pero el tratamiento inicial depende de la educación que haya recibido.

Puede que corra al botiquín como solía hacer mamá, donde hallará, cubiertos de polvo, diversos frascos de jarabes a medio usar, tabletas, aerosoles y píldoras que compró para su *anterior* resfrío. Esta pintoresca colección de aspirinas, descongestionantes nasales, antitusivos y antihistamínicos se cuentan entre las decenas de remedios contra el resfriado y la gripe que se venden sin receta en farmacias y supermercados. Promovidos por una fuerte publicidad, relativamente baratos y avalados a través de la televisión por profesionales de la salud en bata blanca, y mediante anuncios impresos, estos medicamentos sin receta (MSR) contienen analgésicos como el acetaminofeno, la aspirina y el ibuprofeno, así como antihistamínicos y descongestionantes nasales. Los analgésicos alivian los dolores y molestias y reducen la fiebre. Los antihistamínicos secarán sus secreciones nasales, pero estos productos le pueden adormecer (conozco a algunas personas que utilizan el Benadryl, un popular antihistamínico, para combatir el *jet lag* o desfase horario que dejan los viajes intercontinentales). Los descongestionantes nasales despejan los pasajes de la nariz.

Un estudio de la Universidad de Michigan descubrió que los estadounidenses gastan unos dos mil novecientos millones de dólares anuales en medicamentos sin receta contra el resfriado, unos cuatrocientos millones en fármacos por receta médica, y más de mil millones en antibióticos, que sólo se deberían tomar cuando se desarrolla una complicación bacteriana.[10] La eficacia de los MSR es tema de investigaciones y debate en la comunidad científica. Nadie dice que un par de tabletas de Excedrin PM o una onza de NyQuil con sabor a cereza vaya a ahuyentar o a derrotar en el acto a la gripe, pero muchos creen que esos medicamentos acortan la duración de la enfermedad.

Cuando los síntomas más preocupantes del resfriado o la influenza —vómitos, fiebre alta, escalofríos, dificultad para tragar, tos persistente o expectoración espesa de mucus de color verde amarillento— no disminuyen con esas drogas, conviene aplicar el plan B: una visita al médico. Más allá de recordarnos que debemos tomar mucho líquido y descansar lo suficiente, los médicos de familia no disponen de un arsenal muy amplio contra los resfriados y la gripe, más allá de recetarnos algo capaz de combatir al virus y evitar que se extienda al resto de la familia. La receta más popular en estos días es el Tamiflu (oseltamivir), pero también pueden prescribirse Flumadina (rimantadina) y Symmetrel (amantadina), aunque se sabe que los últimos dos producen desagradables efectos colaterales, como mareos e incapacidad para dormir. Para que sean eficaces, estos fármacos antivirales deben tomarse en las cuarenta y ocho horas siguientes a la aparición de los síntomas de la gripe.

Muchos no esperan a la aparición de los síntomas para hacer algo. Cada otoño boreal y a principios del invierno, más de sesenta y cinco millones de estadounidenses hacen fila en sus centros de trabajo, clubes de venta al por mayor, farmacias y clínicas locales; se suben la manga de la camisa o la blusa y se someten al pinchazo de inmunización anual contra la influenza. Esta vacuna contiene virus de la influenza cultivados cada año en huevos de pollo. Los científicos crean vacunas nuevas todos los años debido a que las cepas de los virus de la gripe cambian rápidamente, y los Centros para el Control y Prevención de Enfermedades (CDC) de EUA recomiendan que se pongan la vacuna cada año las personas de sesenta y cinco años o más; los que viven en hogares de ancianos; las mujeres embarazadas; los niños entre seis y veintitrés meses de edad; y aquellos con deficiencias del sistema inmunológico. Los CDC creen que la vacuna contra la gripe puede prevenir la enfermedad en un setenta a noventa por ciento de las personas sanas menores de sesenta y cinco años, pero señalan que una nueva cepa viral imprevista puede aparecer después que la preparación ha sido manufacturada, lo cual significa que en este tema no hay apuestas seguras. La Administración de Alimentos y Fármacos de EUA aprobó recientemente una vacuna contra la influenza en forma de aerosol nasal llamada FluMist, que está disponible en las consultas de muchos médicos. No se recomienda para las personas que tienen condiciones pulmonares, diabetes, disfunciones renales ni para las embarazadas.

Nunca me he decidido a aplicarme la vacuna contra la influenza, ni la nueva FluMist, porque no creo personalmente en estimular por vías artificiales al sistema inmunológico a fin de evitar la enfermedad. Tampoco trataría de convencer a nadie para que no se la aplique; esa es una decisión personal que debe ser cuidadosamente ponderada. Todas las vacunas producen efectos colaterales, a veces mayores, a veces menores. Como ya he mencionado, la inmunización contra la influenza en el otoño boreal no garantiza una inmunidad a lo largo de los meses de invierno, ya que muchas cepas de la influenza están mutando constantemente. La vacuna tiene sus ventajas y desventajas. En cuanto a mí, prefiero mantener saludable mi sistema inmunológico por otras vías.

TRATAMIENTOS ALTERNATIVOS

Si existe alguna condición de salud que tenga el récord de los remedios caseros, esas son sin lugar a duda los resfriados y la gripe. Entre los que conozco figuran hacer gárgaras con agua y sal, beber un cuarto de litro de jugo de toronja, someterse a acupuntura y hacer inhalaciones de la planta medicinal conocida como cola de caballo o equiseto.

Puede que algunos funcionen. Cuando era niño, yo rara-
mente me enfermaba, pero en las contadas ocasiones en que me
resfrié, mamá me servía una generosa cantidad de «penicilina
judía», también conocida como sopa de pollo (me crié en un
hogar judío mesiánico; supongo que ya usted lo sospechaba, con
un apellido como Rubin).

Hay algo de magia en tomar una sopa bien condimentada,
hecha con vegetales ricos en fibra como apio, zanahoria, cebolla
y calabacín. En el próximo capítulo le diré más acerca de mi
sopa de pollo hecha en casa.

Las plantas medicinales tienen una larga historia de beneficios en el tratamiento de los resfriados y la gripe, pues estimulan
al sistema inmunológico y tienen propiedades antivirales.
Algunas de las más comúnmente usadas para combatir estas
afecciones son la equinácea; goldenseal o ranunculícea americana, regaliz; baya del saúco; extracto de shitake; y astrágalo, así
como el zinc. De ellas la que dispone del mayor aval científico
es la equinácea, que se comercializa en diferentes formas.

El compendio *The Encyclopedia of Natural Medicine* señala
que se han hecho más de trescientas investigaciones científicas
sobre los efectos fortalecedores del sistema inmunológico atri-
buidos a la equinácea, incluyendo una que indica que personas
que tomaron una dosis diaria de novecientos miligramos mostraron una reducción significativa de los síntomas del resfrío, en
comparación con otras que tomaron un placebo.[11] Otro libro,
Prescription for Nutritional Healing, indica que las tabletas de
zinc y el goldenseal fortalecen el sistema inmunológico, la uña
de gato alivia los síntomas del resfriado, la baya del saúco pro-
mueve una mayor transpiración, que puede reducir la fiebre, el

jengibre, el pau d'arco (corteza de un árbol brasileño), y el olmo resbaloso ayudan a sentirse mejor.[12]

Muchos practicantes de la medicina alternativa sugieren tomar vitamina C en grandes cantidades, de dos mil a veinte mil miligramos diarios, a pesar de los valores recomendados de sólo sesenta mg al día, como una manera de reducir la incidencia, severidad y duración de los resfriados y la gripe. En la llave # 2 le hablaré más sobre la terapia a base de vitamina C, pero se dice que el ácido ascórbico, un componente aislado molecularmente similar al compuesto activo presente en la vitamina C, incrementa el interferón, un grupo de proteínas liberadas por los leucocitos para combatir los virus.

UN MAPA PARA EL CAMINO

Los resfriados y la influenza representan un desagradable desafío a las curas o la prevención, pero yo creo firmemente que siguiendo *La receta del Gran Médico para el resfrío y la gripe* es posible acelerar la recuperación y minimizar el malestar general, la tos, fiebre, jaqueca y la congestión nasal y del tracto respiratorio superior.

No pienso sentarme aquí y decirle que me he pasado diez años sin un resfrío, o que la gripe no me ha echado el guante en años. Yo también me enfermo como usted, y no me es posible evitar estas enfermedades comunes.

Atribuyo mis infecciones respiratorias a dos factores: mi necesidad de viajar, y todas las manos que me veo obligado a estrechar. Viajo por avión al menos una vez a la semana, y respirar ese aire reciclado tiene que ser como entrar en el pabellón de agripados de un hospital. Como también hablo en público con frecuencia y firmo los libros que me compran, debo conocer y saludar a cientos de personas cada semana. Encima de todo ello, sé que no descanso lo suficiente. Tengo un hijo de dos años que me levanta cada mañana cuando estoy en casa, y si estoy de viaje, mi horario está tan congestionado que comienza con desayunos de trabajo y termina con una presentación mía en un seminario sobre temas de salud o en el servicio nocturno de alguna iglesia. Lo que sí puedo decirle es que procuro minimizar las incidencias de resfriados y gripe, y que generalmente no falto al trabajo más de dos días en todo el año.

A mi juicio, un resfriado o una gripe no es algo que contraemos. Cuando el cuerpo acumula materia tóxica y alcanza cierto umbral, los síntomas de un resfriado o gripe son la forma que tiene el organismo de eliminar el caldo de cultivo donde viven esos gérmenes. El mucus es ese caldo de cultivo, de modo que cuando usted siente la urgencia de estornudar o de limpiarse la nariz, su cuerpo está descargando mucus y eliminando los gérmenes que ha acumulado en forma masiva. Creo que lo mejor que se puede hacer es dejar que fluya, pues de ese modo estamos liberándonos de los desechos que se han acumulado en el organismo. Sólo tenga a mano una caja de servilletas sanitarias ¡y límpiese esa nariz sin vergüenza!

Muchos creen que la estación de los resfriados y la gripe es la temporada en que nos resfriamos y aparecen todos estos síntomas, pero en realidad, es al revés: hemos acumulado tantos gérmenes y toxinas en el tracto respiratorio que el cuerpo busca una forma de desintoxicarse, y esta se manifiesta en la garganta irritada, el goteo nasal, estornudos, etc. Cuando les atrapa un resfriado o una gripe, la primera reacción de muchas personas es suprimir los síntomas; es por eso que mantienen el botiquín lleno de medicamentos sin receta.

La receta del Gran Médico para
el resfrío y la gripe

Yo no tengo en casa medicinas contra el resfriado, y no puedo recordar la última vez que usé una de ellas. Recomiendo —y yo mismo lo bebo— vinagre de sidra de manzana diluido en agua y mezclado con miel, por sus propiedades antimicrobianas. El vinagre de sidra de manzana crudo, producto de la fermentación del jugo de manzanas, es una maravillosa combinación de fermentos y ácidos letales para los gérmenes. Cuando se lo mezcla con miel pura y unas onzas de agua, la bebida se convierte en una poción antibacteriana. También utilizo una combinación de plantas medicinales y especias, y consumo aceites esenciales, y extractos CO_2 de plantas medicinales y especias con propiedades antimicrobianas. El vinagre de sidra de manzana sin pasteurizar forma parte del plan de batalla de *La receta del Gran Médico para el resfrío y la gripe* (ver página 75).

Durante y después de un resfriado o gripe, tomo cada día aceite de hígado de bacalao rico en omega-3, para asegurarme de controlar la inflamación. También ingiero generosas cantidades de vitaminas A y D, las cuales son importantes para un sistema inmune saludable.

Aprovechando los conocimientos que he obtenido a través de los años acerca de salud y nutrición, puedo acortar generalmente en varios días la duración de mis resfriados y otras afecciones. Como vivo en el sur de la Florida, región más conocida como «El callejón de los huracanes», utilizaré una metáfora meteorológica: Cuando el ojo de una tormenta gripal o un resfriado toca tierra en mi cuerpo, en lugar de ser azotado por una tempestad de categoría 4 o 5, me las arreglo para que me azote una de categoría 1.

Han pasado milenios sin que se encuentre una cura para el resfriado común, y creo que es una de esas condiciones de salud que siempre estarán fuera de nuestro alcance, aun para las mentes más brillantes de la ciencia. No creo que eso signifique que no podamos hacer nada. Mi enfoque para combatir el resfrío y la gripe se basa en siete llaves que utilizamos para liberar el potencial de salud del cuerpo, las cuales establecí en mi libro fundamental, *La receta del Gran Médico para tener salud y bienestar extraordinarios*.

Estas son:

- Llave # 1: Coma para vivir.

- Llave # 2: Complemente su dieta con alimentos integrales, nutrientes vivos y superalimentos.

- Llave # 3: Practique una higiene avanzada.

- Llave # 4: Acondicione su cuerpo con ejercicios y terapias corporales.

- Llave # 5: Reduzca las toxinas en su ambiente.

- Llave # 6: Evite las emociones mortales.

- Llave # 7: Viva una vida de oración y con propósito.

Cada una estas llaves debe apoyar directamente su deseo de minimizar en su vida los efectos de los resfriados invernales y las gripes estacionales. Sé que a la primera señal de tos o secreción nasal, pondré en vigor de inmediato mis reglas de higiene avanzada, beberé más agua y prestaré *mucha* atención a lo que coma.

Mi meta principal al escribir *La receta del Gran Médico para el resfrío y la gripe* es ofrecerle una «defensa preventiva», si se me permite usar este término del fútbol americano.

Mis siete llaves le ayudarán a fortalecer su sistema inmunológico y proporcionarán a su cuerpo el combustible que necesita
para rechazar el ataque de los invasores virales.

Incorporar estos principios intemporales permitirá al Dios
viviente transformar su salud mientras usted le honra física,
mental, emocional y espiritualmente.

LLAVE # 1

Coma para vivir

«Alimente un resfrío, mate de hambre a una fiebre».

El proverbio es probablemente tan antiguo como Salomón, pero algunos historiadores creen que este adagio nace de lo que escribió en 1574 el compilador de un diccionario, de apellido Withals: «Ayunar es un magnífico remedio para la fiebre».[1]

He leído evidencias científicas de que el ayuno permite al cuerpo sanar en tanto que comer alivia los síntomas del resfriado. Un estudio holandés realizado hace varios años en el Centro Académico Médico de Amsterdam se dedicó a investigar lo que se consideraba apenas un «cuento de comadres», y al final encontraron que comer y ayunar causaban breves fluctuaciones en la presencia de dos mensajeros químicos llamados citoquinas. Quienes comían estimulaban las defensas del organismo contra la infección al activar la liberación de los glóbulos blancos asesinos, que destruyen las células infectadas. Quienes ayunaban, en cambio, tenían mayores concentraciones de otra citoquina asociada con la producción de anticuerpos, la línea frontal de defensa contra las infecciones agudas.[2]

¿Da resultado ayunar?

¿Matar de hambre a la fiebre?

Por supuesto. Creo firmemente en el valor de proporcionar al cuerpo un descanso mientras el sistema inmunológico batalla contra los invasores virales. Mi

1

amigo, el doctor Don Colbert, explica en su libro *Fasting Made Easy* (Siloam Press 2004) que los síntomas de los resfriados y la gripe empeoran si comemos mientras estamos enfermos. Ayunar y beber bastante agua fresca ayudará al organismo a expulsar las materias tóxicas por mediación del mucus que este fabrica.

Cuando estamos sanos, pienso que el ayuno es una excelente disciplina para incorporarla a un estilo de vida saludable y mantener a raya a resfriados y gripes. Cuando hablo de ayunar, me parece que es mejor —y más realista— concentrarse en completar un ayuno parcial de un día una vez por semana, algo que practico con regularidad. Por ejemplo, paso por alto el desayuno y el almuerzo, de manera que cuando concluya mi ayuno esa noche para cenar, mi cuerpo haya pasado entre dieciocho y veinte horas sin alimento u otra forma de sostenimiento, ya que la última comida la he hecho la noche anterior. Si usted nunca ha ayunado voluntariamente un día, le insto a que lo intente, preferiblemente hacia el final de la semana. He descubierto que para mí resultan mejor los jueves y viernes, porque la semana termina y el fin de semana se acerca. Los beneficios son inmediatos: uno se siente de maravilla, liberado de las toxinas; baja de peso, se ve más joven, ahorra tiempo y dinero y se acerca más al Señor.

A mi juicio el mejor enfoque contra los resfriados y la gripe es seguir su intuición y escuchar a su cuerpo. Si se siente fatal y no tiene apetito, no coma. Pero si tiene hambre, por favor, «pique» algo... siempre que sea saludable.

En este capítulo voy a hablarle de los que llamo «Principales alimentos curativos» contra el resfriado y la gripe. Pero por ahora me parece que será instructivo que hablemos sobre lo que usted debe comer cuando *no* está resfriado *ni* tiene gripe, porque lo que usted consume a diario incide en su sistema inmunológico, y la prevención es la mejor medicina para un resfrío o contra la influenza. Cuando su sistema inmunológico se mantiene saludable, reduce su susceptibilidad a contraer un resfriado o una gripe la próxima vez que los gérmenes y virus se alojen en su sistema respiratorio. «Las personas que sufren más de dos resfriados al año, durante más de cuatro o cinco días probablemente tienen debilitado su sistema inmunológico», dice el doctor Michael T. Murray. «El sistema inmunológico puede ser reforzado mediante una dieta y estilo de vida apropiados y estrategias complementarias, lo cual ayuda a prevenir la formación del resfriado».[3]

«Coma para vivir», la primera llave para liberar su potencial de salud, fortalecerá su respuesta inmune cuando empiece a seguir estos dos principios fundamentales:

1. Coma de lo que Dios creó como alimento.

2. Cómalo en una forma que sea sana para su cuerpo.

Como los estornudos, la fiebre y la tos apuntan generalmente a un problema del sistema inmunológico, comer los alimentos que Dios creó y que han sido cultivados, criados, producidos o preparados sanamente es una gran receta para reducir la capacidad de alguno de esos doscientos rinovirus para apoderarse de su organismo.

Comer de lo que Dios creó como alimento en una forma que sea sana para su cuerpo significa escoger alimentos tan cercanos a la fuente natural como sea posible, los cuales nutrirán su cuerpo, le ayudarán a desempeñarse a niveles óptimos y le darán la vida más sana posible. Prestar atención a lo que usted come le ayudará a evitar que se creen las deficiencias de nutrimentos que conducen a las enfermedades.

Creo que optimizar su nutrición comienza por una conciencia de lo que usted hace circular por su tracto digestivo. Para empezar, todo lo que usted pone en su boca es una proteína, una grasa o un carbohidrato. Seguir principios dietéticos correctos será clave, porque cada uno de estos nutrimentos afectan positiva o negativamente las células de su cuerpo, que integran la línea del frente en cualquier batalla contra las afecciones virales.

Veamos más de cerca estos macronutrientes.

Lo básico sobre las proteínas

Las proteínas, uno de los componentes básicos de los alimentos, son los bloques de construcción esenciales del organismo, y están involucradas en las funciones de toda célula viva. Una de sus tareas fundamentales es proveer material nutritivo específico para generar y reparar células, incluyendo las cancerosas. Todas las proteínas son combinaciones de veintidós aminoácidos que intervienen en la generación de los órganos, músculos y nervios, por mencionar sólo algunas de sus funciones más importantes.

Nuestros cuerpos, sin embargo, no pueden producir los veintidós aminoácidos que necesitamos para vivir una vida saludable. Los científicos han descubierto que nos faltan ocho aminoácidos esenciales, lo que significa que debemos tomarlos de fuentes externas. Sé que el siguiente dato pone de mal humor a los vegetarianos y semivegetarianos, pero las proteína de origen animal —pollo, carne de res, cordero, productos lácteos, huevos y otros— son la *única* fuente completa para obtener los ocho grandes aminoácidos que no fabricamos.

Sin embargo, no creo que las mejores y más saludables fuentes de proteína animal se encuentren en la carnicería de su supermercado. El ganado, las aves de corral y los peces criados con fines comerciales son rutinariamente alimentados con granos y piensos entreverados de hormonas, nitratos y pesticidas, sustancias químicas que según las investigaciones son posibles carcinógenos. Esos aditivos ayudan a los propietarios de ganado a cebar a sus rebaños, lo que también acaba engordando su billetera, pero estas prácticas pueden representar riesgos para la salud de los seres humanos que comen esa carne.

La mejor alternativa consiste en consumir las fuentes mejores y más sanas de proteína animal disponibles, que son el ganado vacuno, ovino y caprino criado con alimentación orgánica, así como los búfalos y los venados, animales que toman su alimento de las praderas. La carne de los vacunos criados con pastos y forrajes tiene menos grasa y es más baja en calorías que la de los que se crían con granos y piensos. Soy también un gran entusiasta de las aves de corral que se crían sueltas, y del pescado que se captura en lagos, corrientes fluviales o en las profundidades marinas. Los peces de escama y aleta pescados en su medio natural son fuentes magras de proteína y proveen todos los aminoácidos esenciales. Son, desde el punto de vista nutritivo, muy superiores a los criados por métodos de piscicultura, y deben consumirse con frecuencia.

MESA REDONDA SOBRE LAS GRASAS

Dios, en Su infinita sabiduría, creó las grasas como una fuente concentrada de energía, y como materia prima de las membranas celulares y de varias hormonas. Las grasas «buenas» fortalecen el sistema inmunológico pero también tienen un efecto protector contra las enfermedades cardiovasculares, desempeñan un papel vital en la salud de los huesos, protegen al hígado del alcohol y otras toxinas, y nos salvaguardan contra microorganismos dañinos que penetren en el tracto digestivo. Las grasas aportan sabor a los alimentos y provocan una sensación de saciedad; de no ser porque nos hacen sentir hartos, una hora después de haber comido estaríamos saqueando el refrigerador.

El problema con la dieta estadounidense usual es que las personas consumen demasiados alimentos inapropiados que contienen grasas dañinas, y muy pocos apropiados y que contengan grasas beneficiosas.

Las «grasas dañinas» son los aceites hidrogenados que contienen grasas trans, las cuales elevan los niveles del colesterol «malo» o LDL, que bloquea las arterias, provoca infartos cardíacos e incrementa la incidencia de la mayor parte de los cánceres.

Cuando hablo de «grasas beneficiosas» me refiero a alimentos con un alto contenido de ácidos grasos omega-3 poliinsaturados, monoinsaturados (omega-9) y al ácido linoleico (CLA), así como a las grasas saturadas saludables que contienen ácidos grasos de cadena corta y media, tales como la mantequilla y el aceite de coco. Estas grasas positivas se encuentran en una amplia variedad de alimentos, incluyendo el salmón, cordero y carne de cabra, los productos lácteos derivados de la leche de cabras, ovejas o vacas alimentadas con pasto, y en las semillas de linaza, las nueces, aceitunas, macadamias y el aguacate o palta. Comer demasiadas grasas dañinas, que suelen encontrarse en los alimentos altamente procesados que contienen aceites parcialmente hidrogenados, puede ser en extremo perjudicial para el cuerpo.

Mi consejo es que se mantenga alejado de los postres empaquetados y de las estanterías repletas de alimentos procesados, y que opte por tantos alimentos en estado natural como le sea posible.

Puede comer en la mañana un par de huevos orgánicos; en el almuerzo, llenar su plato de lechuga, zanahorias y tomates cultivados orgánicamente; merendar entre las comidas con frutas naturales; y a la hora de la cena, servir una comida balanceada de carne de res producida orgánicamente, algún cereal exótico como la quinoa, y verduras de estación. En la cocina, utilice mantequilla o aceite de coco extravirgen. Todos los alimentos mencionados tienen un alto contenido de vitaminas, antioxidantes, fibra, ácidos grasos omega-3, y muchos otros micronutrientes.

CARBOHIDRATOS DE LA VICTORIA

Por definición, los carbohidratos son las féculas y azúcares producidos por los vegetales alimenticios, y se encuentran en la sangre en forma de glucosa. Esta es regulada por la insulina, una hormona que guarda la llave de las puertas nutricionales del cuerpo. Gracias a la dieta baja en carbohidratos que popularizó el doctor Robert Atkins, los estadounidenses desataron en los últimos cinco a diez años una cacería de brujas contra los carbohidratos. La premisa que sustentan estos libros de moda es que la única panacea para bajar de peso consiste en quemar los carbohidratos excedentes.

Es cierto que reducir la ingestión de carbohidratos (pan, pasta, arroz, pasteles, galletas dulces y cereales, especialmente los elaborados con harinas procesadas) hace que el cuerpo queme la grasa corporal excesiva para convertirla en energía, y también que esto reduce los niveles de azúcar e insulina en la sangre. Pero es difícil *no* ingerir carbohidratos en Estados Unidos, pues la dieta americana promedio depende esencialmente de los carbohidratos, debido a la presencia de azúcar en tantos de nuestros alimentos procesados.

La mayoría consume azúcar con cada comida: los cereales del desayuno están espolvoreados con azúcar; a la hora del receso bebemos gaseosas o café mezclados con azúcar, y un pastel; el almuerzo también incluye galletas dulces y otras golosinas; y la cena podrían ser costillas agridulces, batatas y mazorcas de maíz, rematados con algún empalagoso postre.

La dieta alta en azúcar ha sido siempre considerada poco saludable, pero investigaciones de la doctora Nancy Appleton relacionan setenta y seis maneras en las que el azúcar puede arruinar su salud, aun una salud óptima. Me llamó la atención la primera de ellas: según la doctora Appleton, el azúcar suprime el sistema inmunológico y debilita las defensas contra las enfermedades infecciosas.[4] Un nivel elevado de glucosa en el torrente sanguíneo crea asimismo un terreno ideal para el cultivo de bacterias.

No le estoy diciendo que elimine todo el azúcar de su dieta, porque de hacerlo también estaría renunciando a los alimentos que Dios nos dio y que contienen azúcares naturales, como las frutas, vegetales, yogurt y miel de abejas. Pero limitar severamente o evitar por completo el azúcar *refinada* que se encuentra en casi todos los alimentos procesados conocidos por el hombre, desde las galletas dulces que compra en la tienda hasta la salsa de tomate; desde la mantequilla de maní hasta la jalea de frambuesas; desde el pan hasta las pastas, las gaseosas y los tés endulzados, es definitivamente ventajoso para su sistema inmunológico.

Como la mayoría de los estadounidenses consumen en muchas de sus comidas alimentos con harina de trigo blanca refinada, debe estar consciente de que todos los carbohidratos refinados excedentes que se convierten en su sangre en azúcares no sólo nutren a las células normales de su cuerpo, sino también a las peligrosas

células virales. La clave radica en fortalecer su sistema inmunológico negándoles a esos villanos los nutrimentos que necesitan para
crecer. En su lugar, busque alimentos que contengan carbohidratos no refinados. Entre las mejores fuentes figuran las frutas, vegetales, nueces, semillas, yogur, miel de abejas y cereales como el
trigo integral, spelt, kamut, quinoa, millo, centeno, arroz pardo y
cebada. También es más conveniente comprar harina orgánica si
en la etiqueta pueden leerse las palabras «*molido con piedra*», «*no
contiene levadura*» o «*grano integral germinado*».

Alimentos con grandes propiedades curativas

Hasta ahora hemos presentado en este capítulo algunos alimentos sanos, pero usted *debe* incluir los siguientes en su dieta:

1. Sopa de pollo. Tengo debilidad por la sopa de pollo desde
que mamá consiguió devolverme la salud a punta de hirvientes
tazones de ese sustancioso alimento. Los efectos recuperativos de
la sopa de pollo se remontan al siglo XII, cuando el médico y
filósofo judío Moisés Maimonides recomendó su uso para el tratamiento de las infecciones respiratorias. Aun en nuestros días,
en Escondido, California, los médicos locales envían a los
pacientes al restaurante de comida mexicana Lourdes, para que
saboreen su sopa de pollo estilo casero hecha con «especias secre-
tas»; en días lluviosos el restaurante despacha hasta cuatrocientos tazones de esta nutritiva sopa.[5]

¿Por qué es la sopa de pollo tan «buena para el alma», como
proclama una popular serie de libros? El doctor Stephen
Rennard, director de medicina pulmonar en el Centro Médico
de la Universidad de Nebraska, filial de Omaha, dice que la sopa
de pollo actúa como antiinflamatorio, lo cual significa que

reduce la inflamación que ocurre cuando la tos y la congestión afectan el tracto respiratorio. Además, mantiene a raya a los leucocitos que causan la inflamación, también conocidos como neutrófilos, que se producen desde la aparición de los síntomas de un resfriado.

El doctor Rennard realizó un exhaustivo estudio sobre las propiedades medicinales de la sopa de pollo. Hizo que su esposa preparara una olla de esta utilizando una receta que heredó de su abuela lituana. Luego, llevó esta sopa de pollo casera a su laboratorio, donde combinó parte del caldo con neutrófilos para ver qué ocurría. Recordemos que los neutrófilos, glóbulos blancos, se apresuran a atacar a cualquier virus invasor, de lo cual resulta la acumulación de líquidos en las vías respiratorias, especialmente en el pecho.

Como sospechaba el doctor Rennard, la sopa preparada por su esposa demostró que los neutrófilos mostraban menos tendencia a aglutinarse, sin que por ello perdieran su capacidad para combatir los gérmenes.[6] Sus hallazgos fueron publicados en la revista, revisada por sus colegas, del American College of Chest Physicians (Colegio Estadounidense de Médicos del Pecho).[7]

El doctor Rennard probó luego con más de una docena de sopas compradas en establecimientos comerciales, y la tercera parte de ellas mostró una capacidad *aun mayor* para frenar la agregación de neutrófilos. Eso me dejó intrigado, pues creo que es posible saborear mejor alimento que el contenido en las famosas latas de sopa de pollo con fideos Campbell's. Creo que obtendrá algo de mejor calidad si prepara su sopa desde cero, y tal vez hasta considere añadir a la receta patas de pollo, consideradas en el folclor judío el secreto para obtener el mejor caldo. Mientras revisa la siguiente receta, observe el último ingrediente que he añadido: la pimienta roja. ¡Eso le despejará los senos frontales y maxilares!

He aquí una excelente receta de sopa de pollo inspirada por mi abuela Rose y mi buena amiga Sally Fallon, autora de *Nourishing Traditions:*

SOPA DE POLLO CON ESPECIAS CONTRA EL RESFRIADO Y LA GRIPE

Ingredientes:

1 pollo entero (criado en corrales, con pasto o alimentos orgánicos).

2-4 patas de pollo (opcionales).

2 litros de agua fría filtrada.

1 cucharada de vinagre de sidra de manzana sin pasteurizar.

4 cebollas medianas, cortadas en pedazos.

8 zanahorias peladas y cortadas en pedazos.

6 tallos de apio cortados en pedazos.

2-4 zucchinis, cortados.

4-6 cucharadas de aceite de coco extravirgen.

1 ramito de perejil.

5 dientes de ajo.

1 trozo de diez cm. de jengibre, rallado.

2-4 cucharadas de sal Celtic Sea.

1/4-1/2 cucharadita de pimienta roja.

Instrucciones: Si está utilizando un pollo entero, retire de la cavidad las glándulas adiposas y las mollejas. Le recomiendo especialmente incluir, si consigue encontrarlas, las patas de pollo. Coloque el pollo o los pedazos del ave en una olla grande de acero inoxidable, con el agua, el vinagre y todos los vegetales, salvo el perejil. Espere diez minutos antes de poner la olla al fuego. Cuando esté hirviendo, retire la nata de desechos que sube a la superficie. Tape la olla y cueza el contenido durante doce a veinticuatro horas. Mientras más cocine la mezcla más poder curativo tendrá. Unos quince minutos antes de terminar con el caldo, añada el perejil. Esto impartirá iones minerales adicionales a la mezcla.

Baje la sopa de la hornilla y saque el pollo y las patas. Déjelos refrescarse y luego desprenda la carne de los huesos, descartando estos y las patas. Eche la carne en la sopa.

2. Leche y aceite de coco. Si se está rascando la cabeza y preguntándose: «¿Cómo dijo?», deje de rascarse. La leche y el aceite de coco son ricos en ácido láurico, conocido por su poder antiviral, antibacteriano y antimicótico. El organismo convierte el ácido láurico en monolaurina, un poderoso agente antiviral. El aceite de coco también contiene los ácidos cáprico y caprílico, que son ácidos grasos de cadena mediana con propiedades antimicóticas. Si bien la influenza no es causada por un hongo, eliminar el exceso de hongos en el organismo ayuda a mejorar el sistema inmune, y hace al cuerpo menos susceptible a los resfriados y gripes.

No le crea a toda esa prensa negativa sobre el aceite de coco que critica su alto nivel de grasas saturadas. Las más recientes investigaciones indican que no todas las grasas saturadas son iguales, y que los ácidos grasos de cadena mediana no elevan el colesterol en la sangre ni contribuyen a las enfermedades cardiovasculares. Le exhorto a cocinar y hornear con aceite de coco extravirgen, un alimento milagroso del cual pocas personas tienen conocimiento

3. Vinagre de sidra de manzana. Mencioné en la introducción cómo un vaso de vinagre de sidra de manzana (o VSM, para abreviar) diluido en agua con una cucharada de miel de abejas mantiene a raya gripes y resfríos. El VSM se elabora con el jugo exprimido de manzanas. Se agregan al líquido azúcar y levadura para iniciar el proceso de fermentación, que convierte el azúcar en alcohol. Durante una segunda ronda de fermentación el alcohol es convertido en vinagre por las bacterias formadoras del ácido acético. Es este el que le da al vinagre su peculiar sabor agrio. Cuando el cuerpo intenta recuperar su equilibrio después de combatir a los virus del resfriado o la influenza, la acidez del VSM ayuda al organismo a volver a balancear su nivel de ácido. Su sabor, no tan agradable, no ha impedido que los aficionados canten las alabanzas del VSM. Atención: No beba VSM a menos que esté bien diluido. Recomiendo de dos a tres cucharadas de este vinagre, más una de miel de abejas, diluidas en ocho a doce onzas de agua.

4. Ajo, cebolla y rábano picante. Su aliento seguramente olerá a rosas si machaca estos tres ingredientes en un tazón y prueba una cucharada. Por supuesto que bromeo, pero sí hablo en serio acerca de las propiedades del ajo, la cebolla y el rábano picante para combatir el resfriado y la gripe.

El ajo es uno de los más poderosos agentes naturales contra los gérmenes, y es capaz de hacer una minuciosa limpieza si se le permite perseguir a los del resfriado y la influenza que anden merodeando por el vecindario. Un resumen de las investigaciones sobre el ajo que apareció en la publicación *Physicians' Desk Reference for Herbal Medicine* sugiere que el ajo mejora la actividad de las células asesinas, que enfrentan a las cancerosas y a los virus del resfriado o la gripe que invaden el cuerpo humano.[8]

El ajo, las cebollas y el rábano picante contienen agentes que guardan una semejanza química con las drogas que contienen los productos farmacéuticos. Estos ingredientes tienen propiedades antimicrobianas y pueden sanear los pasajes y vías nasales, así como reducir la acumulación de mucus.

5. Jengibre. Esta superestrella de las especias merece su propia categoría. El jengibre, la especia más cultivada en el mundo, contiene sustancias químicas naturales que estimulan la producción de agentes antiinflamatorios como los eicosanoides. «Además de reducir la fiebre, investigaciones históricas y modernas demuestran que el jengibre tiene también la capacidad de aliviar los escalofríos causados por el resfriado común y de calentar el cuerpo», escribe Paul Schulick, autor de *Ginger: Common Spice & Wonder Drug*. Schulick añade que el té de jengibre es el remedio perfecto contra el resfriado, debido a sus propiedades antitóxicas.[9] Si la pimienta roja de la sopa de pollo con especias contra el resfriado y la gripe no alcanza a limpiar sus fosas nasales, el jengibre completará la tarea.

Si presiente la llegada de un resfrío o una gripe, vierta una taza de agua caliente sobre dos cucharadas de jengibre recién rallado, y déjela reposar durante cinco a diez minutos. Luego añada una pizca de salsa picante, o el jugo de un limón, y una o dos cucharadas de miel de abejas no procesada, dependiendo de su gusto. Puede sorber esta mezcla durante el día. Como podrá ver, también soy partidario de la pimienta roja. Este agente antibacteriano es un estimulante que mejora la circulación. La capsicina —la sustancia química que da a esta especia su sabor picante— es en realidad un antiirritante, o una irritación contra la irritación. Cuando usted está tosiendo y combatiendo a algún germen, esto significa que la pimienta roja puede reducir el dolor y la inflamación, y es por tanto útil como analgésico de uso tópico. También estimula la circulación y el sudor, lo cual ayuda a aliviar la congestión.

No obstante, no exagere con esta especia, una de las más picantes que se encuentran en la naturaleza: si no quiere que le arda la boca por un rato, asegúrese de sazonar ligeramente con ella.

6. Agua. Después de comer sopa de pollo o algún otro alimento sazonado con pimienta roja usted sentirá ganas de beber un gran vaso de agua. Claro que el agua no es un alimento en sí, pero esta sustancia carente de calorías y de azúcar desempeña muchas funciones vitales en el organismo: regular la temperatura corporal, transportar los nutrimentos y el oxígeno a las células, amortiguar las articulaciones, proteger órganos y tejidos, y eliminar toxinas.

Existe otra razón por la cual los médicos de familia le recuerdan mientras le dan palmaditas en la espalda que debe beber suficientes líquidos. El agua no sólo ayuda a diluir las secreciones mucosas, sino que también despeja las toxinas del tracto respiratorio y las transporta al hígado y a los riñones, donde serán desechadas. El agua incrementa significativamente la eficiencia del sistema inmunológico, y es vital debido a que los fluidos de la orina eliminan los productos de desecho. Cuando usted está combatiendo un resfriado o fiebre, el cuerpo necesita suficiente agua. Yo creo que mi propensión a mantenerme bien hidratado es una de las razones por la que ningún resfriado o gripe consigue derribarme. Bebo agua todo el día, y tengo a mano en mi escritorio una botella de un litro para recordarme que debo reaprovisionar de líquidos mi sistema. Mi récord en cuanto a beber agua es de un galón y cuarto en un día durante un ayuno, pero no pienso revelarle cuántos viajes hice aquel día al sanitario.

De acuerdo, hay que ir al baño con más frecuencia, pero ¿qué hay de malo en eso? Beber bastante agua no sólo es saludable para el cuerpo sino que constituye una parte clave del plan de batalla de *La receta del Gran Médico para el resfrío y la gripe* (ver página 75), así que mantenga siempre una botella de agua cerca y beba del precioso líquido antes, durante y entre las comidas.

Parece un buen momento para hablar de la obsesión de nuestro país con el café y el té, cortesía de la cafetería Starbucks del barrio. Aunque ambas bebidas han sido consumidas durante miles de años por algunos de los pueblos más sanos del planeta, no creo que sea una buena idea beber café mientras se está luchando contra un resfriado o gripe. Los tés e infusiones herbarias (esta última bebida se confecciona con plantas medicinales y especias, en lugar de la planta de té) son harina de otro costal.

Las infusiones de plantas medicinales y especias han formado parte de casi todas las culturas a través de la historia. De hecho, consumir tés orgánicos e infusiones herbarias mientras uno se está recuperando de una enfermedad respiratoria figura entre las mejores cosas que se pueden hacer para recobrar la salud. Los tés verdes y blancos, por ejemplo, proveen al organismo antioxidantes como los polifenoles, que ayudan a reducir el daño celular y el estrés oxidante. Algunos estudios han identificado estos compuestos como catalizadores del metabolismo. Los tés e infusiones herbarias pueden suministrar energía, fortalecer el sistema inmunológico, mejorar la digestión e incluso ayudarle a serenarse después de un largo día.

Mis mezclas favoritas de té contienen combinaciones del verde, negro o blanco con plantas medicinales y especias bíblicas como las hojas de la vid, la granada, el hisopo, el olivo y la higuera. Aunque nunca me he considerado un asiduo bebedor de té, mi esposa, Nicki, y yo disfrutamos con las comidas de estas mezclas bíblicas.

En mi plan de batalla de *La receta del Gran Médico para el resfrío y la gripe* (página 75) podrá ver que recomiendo una taza de té caliente con miel de abejas en el desayuno, la cena y las meriendas. También aconsejo consumir té recién hecho, pues el té puede beberse caliente, fresco o helado. Pero recuerde que si bien los tés de plantas medicinales proveen magníficos beneficios para la salud, nada puede sustituir como agente hidratante al agua pura.

7. Productos lácteos fermentados. Se dice que los productos lácteos son productores de mucus; ¿deberá usted entonces evitarlos
cuando presiente que se le viene encima un resfriado o una gripe?

La mayoría de las personas que evitan los productos lácteos
mientras están combatiendo una enfermedad respiratoria suelen
hacerlo para evitar una mayor congestión nasal y flema. Reducir
el consumo de lácteos, especialmente los productos elaborados a
partir de la leche de vaca, parece sensato mientras se está luchando
contra un resfriado o gripe. Pero yo creo en los beneficios de consumir, cuando gozamos de buena salud, productos lácteos fermentados, elaborados con leche de cabra, de vaca o de oveja.

Las últimas dos opciones parecen ser más saludables para
algunos individuos que la primera, aunque los productos lácteos
que tienen como base la leche de vacas alimentadas con pasto u
otros alimentos orgánicos puede ser también excelente, siempre
que no estén homogeneizados.

La leche de cabra es menos alergénica, pues no contiene las
proteínas complejas que se encuentran en la leche de vaca. La
primera contiene mayores cantidades de ácidos grasos de cadena
mediana (AGCM) que otras leches, así como un siete por ciento
menos de lactosa que la de vaca. Hay quienes dicen que la leche
de cabra cruda o fermentada es completamente digerida por el
estómago de un bebé en no más de veinte minutos, mientras que
digerir la leche de vaca pasteurizada puede tardar ocho horas. La
diferencia radica en la estructura de la leche de cabra: sus moléculas de grasa y proteínas son diminutas, lo cual permite una
rápida absorción en el tracto digestivo.

También le insto a consumir productos lácteos fermentados
como yogur y kéfir, que constituyen una excelente fuente de proteínas fácilmente digeribles, vitaminas B, calcio y probióticos.

Lo que no se debe comer

Bien esté procurando evitar los resfriados y la gripe, o recuperándose de uno de ellos, le ofrezco a continuación una lista de alimentos que nunca debería llevarse a la boca. Les llamo la «Docena mortal».

Algunos ya los he tratado en este capítulo, y le presento los demás seguidos por un breve comentario:

1. Carnes «inmundas» y productos del cerdo. Tengo razones para recomendarle que se mantenga alejado de cárnicos como la tocineta y el jamón. En todos mis libros anteriores he señalado coherentemente que el cerdo, al cual la publicidad llama en Estados Unidos «la otra carne blanca», debe ser evitado, pues este animal fue llamado «inmundo» en los libros bíblicos de Éxodo y Levítico. Dios, en su infinita sabiduría, creó a los cerdos como animales que se alimentan de desechos, y que sobreviven bien con cualquier desperdicio o agua sucia que se les dé. Ellos tienen un tracto digestivo simple en el cual todo lo que comen baja rápidamente al estómago y sale por la puerta trasera en un máximo de cuatro horas. Cuando están muy hambrientos son capaces de comer hasta sus propios excrementos.

Aun si usted decide seguir comiendo carnes producidas por métodos comerciales en lugar de la versión orgánica, le ruego encarecidamente que se abstenga de comer cerdo. Si lee Levítico 11 y Deuteronomio 14 podrá ver lo que Dios estableció en cuanto a comer la carne de animales limpios o inmundos. Las palabras hebreas utilizadas para describir las carnes inmundas pueden traducirse como «pútrido» o «impuro», y son los mismos términos que se usan para describir el excremento humano.

2. Mariscos de concha dura o peces sin aletas ni escamas, como el siluro, el tiburón y la anguila. ¿Quiere esto decir que digo *au*

revoir a la langosta Termidor, y *sayonara* a los camarones tempura?
Exactamente: eso es lo que quiero decir. Las carnes de los mariscos
de concha dura o exoesqueleto quitinoso, así como la de los peces
sin aletas ni escamas, tales como el siluro, el tiburón y la anguila,
también son descritas en Levítico 11 y Deuteronomio 14 como
«inmundas». Dios llamó inmundos a los crustáceos de concha dura
como la langosta, el cangrejo, los camarones y las almejas porque
se alimentan de lo que yace en el lecho marino, contentándose con
las excretas de otras especies acuáticas. Esto podrá purificar el agua,
pero no hace nada por la salud de la carne de estos habitantes del
mar, y seguramente tampoco por la suya si la come.

La carne más sana que se puede comer es la de peces capturados en su medio natural, incluyendo el salmón, sardinas, aren-
que, macarela, atún, pargo, bass y bacalao. Los peces capturados
en mar abierto son una fuente más rica de ácidos grasos omega-
3, proteínas, potasio, vitaminas y minerales que los obtenidos
por métodos de piscicultura, criados en estanques de cemento y
que reciben una dieta de piensos. En su pescadería local o en
tiendas de productos de salud puede obtener salmón fresco u
otros peces capturados en su medio natural.

3. Aceites hidrogenados. La margarina y la manteca deben ser
tabú, así como cualquier torta, pastel, postre o cualquier otra
cosa que tenga en la etiqueta las palabras *hidrogenado* o *parcialmente hidrogenado*. Los aceites hidrogenados contienen ácidos
grasos trans, que pueden resultar en la inflamación de las arterias, uno de los principales factores de riesgo de las enfermedades cardiovasculares.

4. Edulcorantes artificiales. El aspartame (que se encuentra en el
NutraSweet y el Equal), la sacarina (Sweet 'N Low), y la sucralosa

(Splenda) son sustancias químicas cien veces más dulces que el azúcar. Para mí los edulcorantes artificiales deben ser siempre evitados, vengan en paquetes azules, rosados o amarillos.

5. Harina de trigo blanca. La harina de trigo blanca no es una sustancia química problemática como los edulcorantes artificiales, pero carece virtualmente de elementos nutritivos y no ayuda a su salud.

6. Azúcar blanca. Como el azúcar suprime su sistema inmunológico y debilita sus defensas contra las enfermedades infecciosas, este carbohidrato debe ser severamente restringido.

7. Gaseosas. No son más que azúcar líquida. Una Coca-Cola o Pepsicola de veinte onzas equivale a comer quince cucharaditas de azúcar. Las gaseosas de dieta, cargadas de edulcorantes artificiales, son aun peores.

8. Jarabe de maíz. Este no es más que otra versión del azúcar, igualmente perjudicial para usted, si no peor.

9. Leche de vaca desgrasada, pasteurizada y homogeneizada. Como ya he dicho, la leche orgánica no homogeneizada es mejor y la leche de cabra, la mejor de todas. Para fortalecer realmente su sistema inmune le recomiendo productos lácteos fermentados.

10. Proteína de soya hidrolizada. La proteína de soya hidrolizada se encuentra en los productos que imitan la carne, como la imitación de carne de cangrejo. Yo valoraría la proteína de soya hidrolizada del mismo modo que las carnes curadas con nitritos: aléjese de ellas. Siempre le sentará mejor comer carnes orgánicas.

11. Sabores y colores artificiales. Ni en la mejor de las circunstancias son buenos para usted, y mucho menos si está luchando
contra un resfriado o gripe.

12. Exceso de alcohol. Aunque algunos estudios señalan los
beneficios para el corazón que hay en beber pequeñas cantidades de vino tinto (parte de la «paradoja francesa»), sigue siendo
un hecho que el alcohol contiene grandes cantidades de calorías,
y que el vino contiene mucha azúcar, ninguno de los cuales
ayuda a combatir una infección.

¿Cuáles alimentos son extraordinarios, promedio o problemáticos?

He preparado una lista que abarca los alimentos clasificados en
orden descendente según sus propiedades salutíferas. Los que
encabezan la lista son más sanos que los que se encuentran al final.

A los mejores alimentos que podemos comer los considero
extraordinarios.

Dios los creó para que los comiéramos y le proporcionarán la
mejor oportunidad posible de no vivir una vida larga y feliz. Es
recomendable que consuma más del setenta y cinco por ciento
de las veces alimentos de la categoría extraordinaria.

Los que he situado en la categoría promedio deben constituir
menos del veinticinco por ciento de su dieta cotidiana y ser con-
sumidos sólo esporádicamente.

Los comestibles de la categoría problemática debe consumir-
los con extrema cautela o evitados en absoluto.

Para encontrar una lista completa de alimentos extraordinarios,
promedio y problemáticos visite:
www.BiblicalHealthInstitute.com.

℞ LA RECETA DEL GRAN MÉDICO PARA EL RESFRÍO Y LA GRIPE: COMA PARA VIVIR

- *Coma sólo los alimentos que Dios creó.*

- *Coma sus alimentos en una forma saludable para el cuerpo.*

- *Consuma cantidades generosas de sopa de pollo casera con especias.*

- *Consuma a diario especias como el ajo, el jengibre y el rábano picante.*

- *Si tiene fiebre, es mejor ingerir muchos líquidos y pocos alimentos.*

- *Consuma alimentos con alto contenido de ácidos grasos omega-3.*

- *Consuma alimentos ricos en fibra.*

- *Evite los alimentos con alto contenido de azúcar.*

- *Evite los alimentos que contienen aceites hidrogenados.*

Actúe

Si quiere aprender a incorporar a su régimen diario los principios del comer para vivir, por favor pase a la página 75 para consultar el plan de batalla de *La receta del Gran Médico para el resfrío y la gripe.*

LLAVE # 2

*Complemente su dieta con alimentos integrales,
nutrientes vivos y superalimentos*

Yo nací a mediados de los años setenta, en una época en la que todos hablaban de un libro escrito por el doctor Linus Pauling, un talentoso químico especializado en mecánica cuántica y la única persona que ha ganado dos premios Nobel no compartidos. La revolucionaria obra del doctor Pauling *Vitamin C and the Common Cold* postulaba que tomar mil miligramos de vitamina C diarios reduciría en la mayoría de las personas la incidencia de resfriados en un cuarenta y cinco por ciento. Ese valor, equivalente a un gramo de vitamina C, resultaba una enorme cantidad, pues la dosis diaria recomendada en Estados Unidos es de sesenta miligramos.[1]

Mi padre, Herb Rubin, quiropráctico y doctor en Naturopatía, me cuenta que en los años setenta las personas que padecían de resfriados o gripe tomaban tabletas de vitamina C como niños metiendo la mano en un tazón de chocolatines M&M's.

La vitamina C, conocida químicamente como ácido ascórbico y que se encuentra en la naturaleza en las frutas y jugos cítricos, fresas, melón de Castilla, brócoli y los ajíes pimientos rojos y verdes, se convirtió de repente en un renglón de alta demanda. Después que populares medios de prensa —el *New York Times*, las revistas *Newsweek* y *Reader's Digest*— se sumaran al entusiasmo y predicaran el evangelio de la megaterapia a base de vitamina C, la idea de ingerir un puñado de tabletas de esta vitamina para evitar el resfriado se convirtió en parte del folclor de la generación de posguerra.

El doctor Pauling debe haber impresionado mucho a la generación de mis padres, pues conozco a muchos de sus miembros para quienes la vitamina C es el suplemento a buscar al primer estornudo. Hoy en día se considera a esta vitamina un suplemento muy útil en el tratamiento de los resfriados y la gripe, así como para el fortalecimiento de los tejidos y la cicatrización de heridas. Clasificada entre las cinco vitaminas que más se venden cada año en Estados Unidos, millones de personas comienzan su día tomando multivitaminas fortalecidas con vitamina C, o mascando un par de tabletas con sabor a naranja.

No cabe duda de que el cuerpo necesita *cierta cantidad* regular de vitamina C para sobrevivir: todos aprendemos en la escuela primaria como Cristóbal Colón y otros exploradores del Nuevo Mundo sufrieron el escorbuto debido a que no comían frutas frescas mientras atravesaban el Océano. Pero nadie sabía hace quinientos años que la vitamina C ayuda al organismo a resistir las infecciones y a formar huesos, dientes y encías sanas.

Regresemos al presente: ¿Tenía o no razón el doctor Pauling? ¿Es la vitamina C una cura moderna para el resfriado común? Después de todo han pasado más de cuarenta y cinco años desde que el llamado «Padre de la vitamina C» publicó su manifiesto, tiempo suficiente para que los investigadores médicos tomaran por los tobillos a la vitamina C y le propinaran un par de nalgadas.

La respuesta depende de a quién escuche usted. Los practicantes de la medicina alternativa afirman que existen «numerosos estudios» que demuestran que las personas que toman grandes dosis de vitamina C reportan reducciones en la incidencia, severidad, y duración de los resfriados, pero esto no ha convencido a la medicina tradicional.[2] La obra *Encyclopedia of Natural Medicine* resume la dicotomía al señalar: "Desde 1970, se han realizado más de veinte estudios diseñados para comprobar la hipótesis de

Pauling. Sin embargo, a pesar del hecho de que en todos estos estudios el grupo que recibió la vitamina C experimentó una reducción, bien en la duración o bien en la severidad de los síntomas, el efecto clínico por alguna razón todavía se debate en la comunidad médica».[3]

La enciclopedia tiene razón. La sensación general que me produce leer el criterio de la medicina tradicional es que grandes cantidades de vitamina C no consiguen prevenir los resfriados, sólo en el mejor de los casos reducir sus síntomas, probablemente como resultado de un efecto antihistamínico. Hasta el Instituto Linus Pauling, establecido en el campus de la Universidad Estatal de Oregon en 1991, tiene el mismo criterio. (El doctor Pauling falleció en 1994, después de noventa y tres años de una fecunda vida.) He aquí lo que dice acerca de la vitamina C y los resfriados la página web oficial del instituto:

El trabajo de Linus Pauling estimuló el interés público por el consumo de grandes dosis (más de un gramo diario) de vitamina C para evitar infectarse con los virus responsables del resfriado común. Revisiones de las investigaciones realizadas sobre este tema en los últimos veinte años concluyen que, en general, grandes dosis de vitamina C no tienen un efecto significativo sobre la incidencia del resfriado común. Sin embargo algunos estudios han indicado que ciertos grupos susceptibles (por ejemplo los individuos con una baja ingesta dietética, y los corredores de maratón) pueden ser menos susceptibles al resfriado común si toman suplementos de vitamina C. Además se ha descubierto que grandes dosis de esta vitamina contribuyen a reducir la duración y severidad de los resfriados, un resultado que podría relacionarse con los efectos antihistamínicos que ocurren al tomar dosis mayores (2 gramos).[4]

Voy a decirle ahora mi criterio acerca de la vitamina C y otros suplementos para aliviar los síntomas del resfriado y la gripe. Y se lo voy expresar utilizando una metáfora del fútbol americano. Supongamos que los Cold Warriors tienen el balón y el equipo de usted está jugando a la defensiva. Los Cold Warriors —esos agentes virales que tratan de anotar un gol en su cuerpo— están atacando constantemente, sondeando sin cesar su defensa, su sistema inmunológico. Usted consigue detenerlos la mayoría de las veces. Al cabo de una serie de jugadas ofensivas, los Cold Warriors han logrado situarse con una serie de *touchdowns* [llegadas] cerca del arco, de modo que el equipo suyo añade un pasador defensivo para impedir el gol de campo.

La misma idea se cumple en lo referente a los suplementos. Cuando un resfriado o gripe lanza su ataque contra nosotros, pasamos a la defensiva y tomamos más suplementos para proporcionar al cuerpo los defensores adicionales que necesita para impedir que los gérmenes puedan anotar su gol.

La vitamina C es uno de estos suplementos, pero también pienso en la equinácea, zinc, baya del saúco, goldenseal y hasta esas tabletas que combinan plantas medicinales, vitaminas y minerales y se venden sin receta como Airborne, son dignos «defensores» contra la ofensiva del resfriado y la gripe. Examinemos más de cerca algunos de esos nutrimentos:

Equinácea. Ya describí en la introducción algunas de las cualidades que se atribuyen a la equinácea contra el resfriado. Es mejor tomar este remedio, extraído de una flor cónica de color violeta, en las primeras etapas de un resfriado o gripe, porque no se trata de un antibiótico, lo que quiere decir que no tiene capacidad para matar a los gérmenes. La equinácea estimula la producción de glóbulos blancos, que sí pueden dirigirse rápidamente al área infectada y combatir a los gérmenes invasores.

Zinc. Crecí chupando tabletas de zinc cada vez que aparecían los síntomas de un resfriado. Estas tabletas liberan en la boca iones de zinc, que van directamente a los tejidos nasales infectados. El zinc es un nutrimento clave para el funcionamiento óptimo del sistema inmunológico. Según hallazgos reportados en la revista *Annals of Internal Medicine*, las tabletas de zinc reducen significativamente la duración del resfriado, y el doctor Michael Macknin, colaborador de Cleveland Clinic Foundation, reportó que en quienes tomaron zinc estas afecciones solamente duraban 4.4 días, comparados con 7.6 días en el grupo que tomó un placebo.[5]

En *Encyclopedia of Natural Medicine* se reporta que no todas las tabletas de zinc son igualmente efectivas, algo que probablemente se debe a las diferentes fórmulas. Las mejores contienen el aminoácido *glicina* como edulcorante, en lugar de agentes como el sorbitol y manitol. Si usted presiente la llegada de un resfriado, un remedio efectivo puede ser disolver una tableta de zinc en su boca cada dos horas.

Joe Mercola, médico osteopático y fundador de la popular página web Mercola.com, dice haber estado consumiendo tabletas de zinc exitosamente durante quince años de su práctica. Él aconseja a los pacientes chupar —no tragarse— las tabletas, y sostiene que las más pequeñas son mejores. Sólo tome esta precaución: si le provocan náuseas, escúpalas.

Baya del saúco: Este remedio herbario tomado de un árbol fragante y florido contiene flavonoides antioxidantes que estabilizan las paredes celulares contra intrusos como los virus de la influenza y el resfriado. Los tés elaborados a base de las bayas o las flores del saúco han sido durante siglos un tratamiento popular contra los resfriados y la gripe. Los científicos creen que esta planta tiene la capacidad de impedir la duplicación de los virus de la gripe, con lo cual se pone fin al peligro, ya que necesitan reproducirse para poder infectar el cuerpo humano. Un estudio realizado en 2003 mostró que el saúco redujo los síntomas y acortó la duración de la gripe en cincuenta y cuatro participantes comprendidos entre las edades de dieciocho y cincuenta y cuatro años. La recuperación de los pacientes de gripe promedió 3.1 días, comparada con 7.1 días en quienes tomaron un placebo.[6]

El saúco puede encontrarse en el mercado en polvos, cápsulas y extractos líquidos de la fruta. La mayoría prefiere tomar contra una infección respiratoria el extracto líquido o tabletas.

Goldenseal. Esta planta, que crece silvestre en áreas húmedas y montañosas de Norteamérica puede ayudar a aliviar la inflamación de las membranas mucosas y detener la multiplicación de los virus del resfriado y la gripe. Se dice que el goldenseal funciona bien junto con la equinácea, así que puede considerar tomar un suplemento que contenga a ambos.

El libro *Prescription for Nutritional Healing* advierte que no debe tomarse goldenseal diariamente durante más de una semana, ni deben consumirlo las mujeres que estén embarazadas o lactando a sus hijos.

Airborne. Soy un viajero frecuente, y de cuando en cuando en alguno de mis vuelos veo a un pasajero echar en un vaso de agua una tableta del tamaño de un dólar, y esperar a que haga efervescencia. No se trata de un Alka-Seltzer, aunque no culparía a nadie por tomar un antiácido después de comer una de esas aburridas comidas de las aerolíneas. Se trata de una tableta

de Airborne. ¿Qué es Airborne? Si todavía no lo sabe, se ha reza-
gado en la curva cultural. En el otoño boreal de 2004, Oprah
Winfrey invitó a una maestra de segundo grado, Victoria Knight-
McDowell, para que le presentara al mundo el «remedio milagroso» que había desarrollado después de hartarse de contagiarse
con los resfríos de sus querubines. Victoria le informó a Oprah
que durante años había experimentado con varias vitaminas y
remedios de la medicina verde hasta que descubrió una combinación de siete plantas medicinales que inunda el organismo de aminoácidos, antioxidantes y electrolitos. (Los ingredientes que
aparecen en la etiqueta son vitamina A, vitamina C, vitamina E,
magnesio, zinc, selenio, manganeso y extractos orgánicos de potasio: lonicera, forsythia, schizonepeta, jengibre, vitex chino, raíz de
isatis, y equinácea, junto con los aminoácidos glutamina y lisina.)
    Cuando Oprah le dijo a su público que ella también consumía
Airborne y que tenía en su casa paquetes de los cinco sabores, el
influyente programa de entrevistas desencadenó una estampida
nacional hacia las droguerías Walgreens y Long's Drugs.
    Airborne dejó de ser el secreto de Victoria. Desde entonces
se ha convertido en un objeto de culto para sus seguidores, que
no pueden ni pensar en subirse a un avión sin llevar consigo un
frasco de esta panacea. Tan pronto pasan las azafatas con el
carrito de las bebidas, se les ve echando en el agua una tableta
efervescente de Airborne.
    Yo lo he tomado una o dos veces mientras volaba, pero me
inclino más por practicar mi método de higiene avanzada cada vez
que después de atravesar volando el país presiento la llegada de un
resfriado o gripe (le explicaré por qué en el próximo capítulo). No
obstante, tengo amigos dispuestos a morir por Airborne, así que quizás la próxima vez que aborde un avión o empiece a toser en casa,
también usted se decida a probar una de esas tabletas efervescentes.

QUÉ TOMAR CUANDO NO ESTÉ COMBATIENDO
UN RESFRIADO O GRIPE

Cuando estoy luchando contra un resfrío o un catarro busco en mi botiquín equinácea, zinc o saúco, pero en lo referente a evitar los virus, aplico el viejo adagio que dice que «una onza de prevención vale tanto como una libra de curación». Aunque no creo que haya una manera de prevenir por completo los resfriados y gripes estacionales, si creo que tomar suplementos nutricionales antes de que llegue a enfermar puede reducir la cantidad de estas afecciones que padecemos cada temporada.

Los suplementos nutricionales, nutrientes vivos y superalimentos forman parte importante de *La receta del Gran Médico para el resfrío y la gripe*. A la cabeza de mi lista se encuentran los «alimentos enteros» o las multivitaminas «vivas», que se producen añadiendo vitaminas y minerales a un cultivo probiótico vivo. Estas vitaminas contienen diferentes compuestos como ácidos orgánicos, antioxidantes y nutrimentos clave. Su costo de producción es mayor, ya que los ingredientes —frutas, verduras, plantas marinas, semillas, especias, vitaminas, minerales, etc.— pasan por un proceso de fermentación similar al proceso digestivo del organismo, pero bien valen el costo adicional.

Sin embargo, la forma más común de multivitaminas que encontramos se produce sintéticamente en un laboratorio químico, y es también la más barata de fabricar. Las vitaminas sintéticas nunca podrán ser tan beneficiosas ni potentes como las producidas a partir de fuentes naturales; los estudios demuestran que las vitaminas fabricadas sintéticamente son entre un cincuenta y un setenta por ciento menos biológicamente activas que las vitaminas creadas a partir de fuentes naturales. Considere por ejemplo la recomendación de tomar grandes cantidades de vitamina C cuando cree que va a caer con un resfriado. Mis investigaciones sobre la producción de vitamina C muestran que las fabricadas sintéticamente dominan gran parte del mercado comercial de suplementos. Lo que ha ocurrido es que las compañías fabricantes de vitaminas han sucumbido a las fuerzas del mercado que las empujan a producir tabletas de vitamina C más baratas que las de los demás. Por ejemplo usted puede comprar quinientas tabletas de vitamina C de mil miligramos en el club mayorista Costco por menos de diez dólares. (Aparentemente China ha estado produciendo vitamina C sintética por toneladas.)

Bioquímicos enfundados en batas de laboratorio han escudriñado con sus microscopios y descubierto formas de crear —yo usaría el verbo *imitar*— sintéticamente estructuras complejas como la vitamina C. Lo consiguen sintetizando compuestos que pueden tener la misma apariencia de los nutrientes que Dios creó en los alimentos. Si bien estos nutrimentos aislados son representativos del ingenio humano en el laboratorio, también son una insensatez nutricional, pues pasan por alto todo el proceso natural.

Nuestros cuerpos no fueron diseñados para consumir esos productos artificiales y antinaturales, especialmente en las grandes cantidades que recomiendan algunos profesionales de la salud. Por ejemplo, si usted, previendo la llegada de un resfriado, toma diez tabletas de vitamina C de mil miligramos en el transcurso de un día, sería el equivalente a comer ciento cincuenta naranjas ¡Vaya limpieza de colon! (Por cierto, uno de los efectos de las megadosis de tabletas de vitamina C es la diarrea.)

Me parece antinatural, y físicamente imposible, comer ciento cincuenta naranjas en un día, y tampoco creo que Dios nos diseñó para procesar diez mil miligramos de vitamina C sintética cuando el germen de la gripe nos ande rondando. Creo que es mejor tomar regularmente suplementos nutricionales, nutrientes vivos y superalimentos *antes* de contraer un resfriado o una gripe, para fortalecer el sistema inmune contra un ataque viral. He aquí mi lista de los «todos estrellas»:

Multivitaminas a base de alimentos enteros. Si usted ha tomado alguna vez un gramo de vitamina C y un puñado de otras vitaminas, probablemente habrá notado que su orina se torna de un color amarillo fosforescente. Pero el organismo no puede absorber más de cincuenta por ciento de las vitaminas y minerales que ingerimos, lo cual significa que estamos recibiendo sólo un veinticinco por ciento de la potencia que anuncian las multivitaminas producidas mediante procesos químicos.

Cuando usted toma en cambio una multivitamina a base de alimentos enteros, y por tanto de origen natural, duplica los nutrimentos absorbidos por el cuerpo. Estas multivitaminas tienen un mayor costo de producción, pues ingredientes como las frutas y verduras ricas en antioxidantes, las plantas marinas y las microalgas se someten a un proceso de fermentación similar al proceso digestivo del cuerpo humano. Sin embargo, las multivitaminas basadas en alimentos enteros bien valen el desembolso adicional.

Complejo de aceite de hígado de bacalao, con alto contenido de omega-3. Hace ciento cincuenta años, si usted vivía en una comunidad de pescadores en la costa de Noruega, Escocia o Islandia, y se bajaba estornudando de un barco, no podía acudir a un supermercado para comprar Sudafed o NyQuil. En aquellos días era más probable sorber una generosa cucharada de aceite de hígado de bacalao. *¿Aceite de hígado de bacalao? ¿Dice usted ese menjurje de horrible sabor que tomaban mis abuelos cuando eran niños?* Exacto, y la razón por la que los marinos de antaño recurrían al aceite de hígado de bacalao, que extraían de los hígados fileteados de esta especie marina, era que sabían que sus propiedades medicinales constituían un remedio natural y efectivo contra el resfriado y la gripe. Puede que no supieran por qué, sólo sabían que era bueno.

En nuestros días tenemos una mejor idea de por qué gracias a la ciencia moderna, que ha descubierto que el aceite de hígado bacalao contiene cuatro nutrimentos de los que apenas consumimos lo suficiente: los ácidos eicosapentaenoico (EPA), y docosahexaenoico (DHA), vitamina A, y vitamina D. Los dos primeros son grasas poliinsaturadas de cadena larga, que se conocen como ácidos grasos omega-3, y que se encuentran en los peces de aguas frías y en los huevos de las aves de corral no enjauladas y que se alimentan de lombrices y gusanos. En lo que respecta al resfriado y la gripe los omega-3 fortalecen el sistema inmunológico, de modo que sus resfriados y gripes tendrían una corta duración.

Sé que a muchos les repugna la sola idea de tomar una cucharadita de este líquido con olor a pescado, pero hacen mal en desdeñarlo. En la actualidad el aceite de hígado de bacalao se fabrica con sabor a limón, menta y otros, para enmascarar su fuerte olor y gusto. Para los menos atrevidos se fabrica también en cápsulas líquidas fáciles de tragar.

Antioxidantes. Las frutas, vegetales, plantas medicinales y especias contienen una amplia variedad de antioxidantes, compuestos que preservan y protegen a otros compuestos del cuerpo humano del daño que pueden infligir los radicales libres. Le evitaré una larga disertación y le diré que los radicales libres son algo que a usted no le gustaría encontrar campeando por sus respetos en su sistema molecular. Los radicales libres son moléculas de oxígeno con un solo electrón, pero se sabe que estas inestables moléculas atacan a las células del sistema inmunológico. Como ya sabe, este sistema es bombardeado por los gérmenes del resfriado y la gripe.

Los antioxidantes se ocupan de neutralizar a los radicales libres, algo muy beneficioso en la lucha contra el resfriado común. Usted puede agregar a sus bebidas una mezcla frutal de polvos antioxidantes a fin de introducir más antioxidantes en su sistema, así como tomar alguna multivitamina basada en alimentos enteros, que contenga antioxidantes bien conocidos como las vitaminas E, C y el betacaroteno.

Probióticos. Cuando la mayoría de las personas acuden a la consulta de sus médicos de familia para hacerse ver una sinusitis o una molesta infección bronquial, suelen salir con una receta para antibióticos.

Hablando en términos médicos, los antibióticos son una variedad de sustancias naturales o sintéticas que inhiben el crecimiento de microorganismos o los destruyen. Desde su descubrimiento en los años treinta del siglo pasado, los antibióticos han hecho posible curar enfermedades relacionadas con las bacterias tales como la neumonía, tuberculosis y meningitis. Entonces, si se supone que los antibióticos sean beneficiosos para nosotros ¿que diremos de los probióticos? ¿Quiere decir ese término que son perjudiciales para el ser humano?

Puedo asegurarle que son todo lo contrario. Los probióticos son por definición microbios vivos directamente alimentados (DFM) que promueven el crecimiento de bacterias beneficiosas en el tracto gastroinstestinal. Es más, yo diría que la falta de probióticos en nuestra dieta puede asociarse con las alergias, los resfriados recurrentes y la gripe. Nuestra sociedad ha devenido una cultura de los antibióticos, tan empeñada en destruir las bacterias que hemos erradicado muchas de las que eran beneficiosas para nuestros cuerpos o para el medio ambiente.

Me parece importante restaurar la flora de bacterias beneficiosas en nuestros organismos por medio de suplementos dietéticos que contengan probióticos. Los mejores del mercado contienen organismos basados en el suelo (SBO) aunque también puede encontrar alimentos que contengan bacterias probióticas en la sección de lácteos de su supermercado, donde hallará yogur, kéfir o col agria cruda, ricos en estos microorganismos.

Enzimas. Cuando usted come alimentos crudos como las ensaladas y frutas, consume las enzimas que contienen. En cambio, si come alimentos cocinados o procesados como los que sirven en los restaurantes, el páncreas debe producir las enzimas necesarias para digerir la comida. La demanda constante de enzimas ejerce una excesiva presión sobre el páncreas, que debe producir más para satisfacer la demanda. Cuando no recibimos los niveles adecuados de enzimas que se encuentran en los alimentos crudos o fermentados —o en suplementos— somos susceptibles de una acumulación excesiva de gases, hinchazón, estreñimiento, acidez estomacal y poca energía.

¿Cómo se relacionan las enzimas digestivas con los resfriados y la gripe? Un resfriado o gripe es muchas veces un recordatorio amistoso de que su cuerpo necesita eliminar desechos y toxinas que se han acumulado en la sangre. Esa es la razón de que los médicos, al final de la consulta, le insten a «beber muchos líquidos»: quieren que usted limpie su sistema. Para que su cuerpo vuelva a funcionar como una maquinaria bien aceitada *necesita* eliminar el exceso de desechos. Es por eso que cuando aparecen los síntomas del resfriado y la gripe se siente a media máquina, y es la razón por la que el cuerpo necesita deshacerse de esos residuos indeseables.

Las enzimas digestivas pueden ayudar en ese proceso. Estas proteínas complejas participan en el proceso digestivo, son las jornaleras del cuerpo, responsables de sintetizar, transportar y eliminar la increíble cantidad de ingredientes y sustancias químicas que su organismo utiliza durante sus horas de vigilia. Si está combatiendo un resfriado, tome enzimas de origen vegetal y podrá mejorar su digestión y ayudar a su cuerpo a deshacerse de la acumulación de toxinas. (Para ver las marcas recomendadas visite www.BiblicalHealthInstitute.com y haga clic en la guía de recursos GPRx Resource Guide.)

Mezcla de fibras de alimentos enteros. Consumir una buena cantidad de la fibra idónea le asegurará una sensación de saciedad, debido a que la fibra retarda la absorción de azúcares por el organismo y provoca una sensación de llenura. La fibra mejora asimismo la regularidad excretora, ayudando a eliminar de forma eficiente las toxinas.

Desafortunadamente, la mayoría de nosotros sólo ingerimos en nuestra dieta diaria una quinta parte de la cantidad óptima de fibra, razón por la cual recomiendo tomar suplementos de fibra basados en alimentos enteros. Una de las mejores maneras de consumir fibra basada en alimentos enteros es tomando en ayunas y antes de irse a dormir una combinación de superalimentos verdes y mezcla de fibras. Mézclela con su jugo favorito o con agua y estará proporcionando a su cuerpo más nutrición que la que reciben la mayoría de las personas en un día, o quizás en toda una semana. Busque una mezcla de fibras basadas en alimentos verdes que contenga betaglucanos de fibra soluble de avena; puede ayudar a proveer al cuerpo sensación de saciedad y a promover un peso corporal saludable. (Para ver una lista de productos recomendados de fibra de alimentos enteros visite www.BiblicalHealthInstitute.com y haga clic en la guía de recursos GPRx Resource Guide.)

Superalimentos verdes. La renuencia a comer vegetales, y especialmente verduras, persiste en numerosas personas, incluso adultas. Saben que *deben* comer más vegetales, pero ven las ensaladas y porciones de vegetales como coloridos ornamentos del plato principal, o sea, la carne y las papas.

Son muchos los que sienten esa aversión: el Departamento de Agricultura de los Estados Unidos calcula que más del noventa por ciento de la población del país no come las tres a cinco porciones diarias de vegetales que se recomiendan.

Usted no está haciendo una dieta sana si elude sus vegetales, especialmente los más beneficiosos: aquellos de abundantes hojas de color verde oscuro. Es cierto que es más difícil encontrar vegetales frescos en los meses del invierno boreal, pero las ensaladas, habichuelas verdes, arvejas y brócoli son una buena adquisición. Dé gracias por el moderno sistema de transporte que distribuye ensaladas y vegetales frescos prácticamente a cada rincón, incluso en la temporada invernal (estoy seguro de que nuestros ancestros se revuelven en sus tumbas al ver cuán ingratos somos respecto de este milagro tecnológico).

Existe otra manera de obtener sus alimentos verdes que funciona muy bien durante la temporada de los resfriados y la gripe. Se trata del consumo de superalimentos verdes en polvo o en cápsulas, que son una excelente forma de recibir las vitaminas, minerales, antioxidantes y enzimas que se encuentran en los vegetales de hojas verde oscuro. Lo único que tiene que hacer es mezclar el polvo con agua o jugo, o puede optar por tomar un puñado de cápsulas. (Para ver una lista de productos recomendados basados en alimentos verdes visite www.BiblicalHealthInstitute.com y haga clic en la guía de recursos GPRx Resource Guide.)

LA RECETA DEL GRAN MÉDICO PARA EL RESFRÍO Y LA GRIPE: COMPLEMENTE SU DIETA CON SUPLEMENTOS BASADOS EN ALIMENTOS ENTEROS, NUTRIENTES VIVOS Y SUPERALIMENTOS

Cuando esté experimentando los síntomas:

- *Consuma con cada comida una combinación botánica de plantas medicinales y especias que contenga equinácea, saúco, goldenseal, hisopo, ajo y rábano picante.*

- *Tome por las mañanas y antes de acostarse una mezcla botánica de un extracto de especias CO_2.*

- *Tome una combinación de multivitaminas y minerales basada en alimentos enteros y que contenga zinc.*

- *Consuma cada día con la cena entre una y tres cucharaditas, o de tres a nueve cápsulas, de aceite de hígado de bacalao (o pescado) rico en omega-3.*

Para mantener una buena salud y prevenir el resfriado y la gripe:

- *Tome con cada comida una multivitamina viva basada en alimentos enteros.*

- *Consuma cada día entre una y tres cucharaditas, o de tres a nueve cápsulas, de aceite de hígado de bacalao (o pescado) rico en omega-3.*

- Tome dos veces al día (al levantarse y antes de acostarse) una mezcla de fibras basadas en alimentos enteros y superalimentos verdes con betaglucanos de fibra soluble de avena.

- Consuma con cada comida una cápsula que combine antioxidantes y energéticos con vitamina B, ácido fólico y cromo.

- Tome con cada comida una fórmula de enzimas y probióticos.

Actúe

Si quiere aprender a incorporar a su régimen diario los principios para complementar su dieta con suplementos basados en alimentos enteros, nutrientes vivos y superalimentos, por favor pase a la página 75 para consultar el plan de batalla de *La receta del Gran Médico para el resfrío y la gripe*.

LLAVE # 3

Practique una higiene avanzada

¿**R**ecuerda el examen SAT?

Yo no he olvidado aquellas enojosas mañanas de sábado encorvado sobre un pupitre, trazando líneas de puntos con el grafito de lápices # 2, corriendo contra el reloj para responder todas las preguntas. Exprimirme así el cerebro durante cuatro horas me dejaba exhausto.

Para introducir la llave # 3, he elaborado una prueba tipo SAT. Pero no se preocupe, tiene una sola pregunta. Aquí va:

Seleccione la analogía correcta:

Una higiene deficiente es a los resfriados y la gripe como:

(a) la casa a los cimientos
(b) la cena al postre
(c) los fuegos en los campamentos a los incendios forestales
(d) los aviones al calendario de las aerolíneas.

¿Se rinde? La respuesta correcta es la «c» porque una higiene deficiente enciende el fuego que al final hace estallar su sistema inmunológico, abriendo las puertas al resfriado común o a la gripe estacional para crear el caos en su organismo.

Yo estoy convencido de que los deficientes hábitos de higiene son la causa número uno de los resfriados y las gripes en los Estados Unidos ¿Por qué lo creo?

«Practique una higiene avanzada» es quizás el capítulo más importante de este libro. He escrito hasta la fecha otros cinco libros de la serie la receta del Gran Médico —*La receta del Gran Médico para el cáncer*, *La receta del Gran Médico para bajar de peso*, *La receta del Gran Médico para la diabetes*, *La receta del Gran Médico para un corazón saludable* y *La receta del Gran Médico para la irritabilidad intestinal*—, pero por más importante que sea practicar una higiene avanzada respecto a esas otras condiciones de salud, nunca será tan relevante en esos libros como lo es en este.

La práctica de una higiene avanzada es significativa porque es su mejor defensa contra los gérmenes del resfriado y la influenza. No exagero cuando digo que estas afecciones comienzan en las manos, no en el sistema respiratorio, porque las manos y las uñas son las áreas iniciales donde los gérmenes pueden establecer su cabeza de playa. Una vez que fijan su campamento en los extremos de sus dedos, es sólo cuestión de tiempo para que usted se frote los ojos, se rasque la nariz o las orejas o toque su boca, con lo cual echará a andar la transmisión de gérmenes. Una vez que esto sucede, el sistema inmunológico de su cuerpo ha sido asaltado, ya que los gérmenes, como los soldados aliados en las playas de Normandía, invaden el portal de su organismo. Antes de que pueda decir: «Creo que me va a caer algo», su nariz estará haciendo agua como el río Mississippi, su garganta, áspera como papel de lija, y usted estornudando como un payaso de circo en busca de una gran carcajada.

Tal vez nunca haya prestado atención a la facilidad con que los gérmenes ingresan a su cuerpo a través de las fosas nasales o la comisura de los ojos —los lagrimales— una vez que se toca esas áreas. Nos tocamos la cara con tanta frecuencia que la mitad de las veces ni siquiera somos conscientes de que lo estamos haciendo, pero ese contacto de piel a piel, o de piel a membrana, transfiere de una parte del cuerpo a otra una amplia variedad de bacterias, alergenos, toxinas ambientales y virus. En términos médicos, se llama autoinoculación con un dedo contaminado de la conjuntiva (en los ojos) o de la mucosa nasal (en la nariz). Los diminutos invasores utilizan las manos y los tejidos suaves bajo las uñas de estas como plataforma para su asalto contra el sistema inmunológico. Es por tanto imperativo mantener limpias las uñas de las manos, las membranas de los ojos y las membranas de la parte anterior de las fosas nasales a fin de mantener a raya resfriados y gripes. Según el científico australiano doctor Kenneth Seaton, alrededor de un noventa por ciento de los gérmenes se ocultan bajo las uñas, por más cortas que las mantenga. El doctor Seaton, que ha estado realizando estudios de higiene desde fines de los años cincuenta, decía que la percepción general en los círculos médicos era que los resfriados y la influenza eran principalmente propagados por gérmenes y virus que se arremolinan en el aire cuando una persona tose o estornuda cerca de otra. Visto así, se creía que la prevención era casi imposible, pues ¿quién puede protegerse contra la exposición a gérmenes presentes en el aire?

«Durante años luche para educar y persuadir a la comunidad médica de que la transmisión a través de las manos es con mucho el más eficiente mecanismo de propagación de gérmenes y virus», señala el doctor Seaton.[1]

El científico australiano creía mucho más probable que los gérmenes se propagaban a través del contacto de una mano a otra que mediante la exposición a un aire contaminado. Para demostrar su hipótesis, inició una investigación en la que diez personas sanas permanecían en una habitación con otras diez infectadas con un virus activo. Los veinte pasaban ocho horas juntos, con la única condición de que no tuvieran contacto físico. Al finalizar el día, se sometió a exámenes a los diez que lo empezaron saludables. Sólo dos se habían infectado. El doctor Seaton repitió su estudio con la misma proporción de personas sanas y enfermas, pero esta vez se les permitió el contacto físico. Usted puede deducir qué sucedió al cabo de ocho horas: las diez personas sanas se habían infectado al exponerse al contacto físico. Creo que es posible afirmar que los gérmenes sólo vuelan un veinte por ciento del tiempo, pero piden aventón el ciento por ciento. Los resultados llevaron al doctor Seaton a acuñar la frase «Los gérmenes no vuelan; viajan de polizontes».

Durante la estación de los resfriados y la gripe, muchas personas temen ser como una bomba de tiempo: un paso en falso y estallan como una granada, yendo a parar a la cama. Lo cierto es que los gérmenes no funcionan de esa manera, sino que sobrecargan el sistema inmunológico a través del contacto de los dedos con los ojos y la nariz, y esta sobrecarga es similar a llenar de agua un globo en el patio. ¿Es la última gota de agua lo que hace que el globo se rompa? Claro que no. Es la acumulación de cientos de miles, si no millones de gotas, lo que lo hace explotar. Y lo mismo sucede con los gérmenes que atacan nuestros cuerpos.

Muéstreme sus manos

Creo que los postulados del doctor Seaton son válidos, como también estoy convencido de que la clave para el control de las infecciones radica en una sencilla recomendación de sólo tres palabras: lávese las manos. No es que quiera alentar la paranoia de nadie, pero los gérmenes se encuentran dondequiera que las personas ponen sus manos: picaportes, teclados de computadora, carritos de supermercado, estantes, billetes de banco y monedas, alimentos preparados por otros e inodoros y lavamanos, por sólo relacionar algunos.

Pero la más común transmisión de gérmenes de una persona a otra ocurre durante un simple estrechón de manos. Si usted forma parte del mundo de los negocios, o se reúne con frecuencia con otras personas —aun si asiste a eventos de su iglesia— les dará la mano a amigos y conocidos. Yo mismo firmo mis libros para mis lectores y asisto a exhibiciones comerciales donde estrecho con frecuencia las manos de unas doscientas personas. No sé qué pueden haber estado tocando esas manos pero estoy plenamente consciente, gracias al estudio Wirthlin, de que el veintiséis por ciento de los hombres después de usar un sanitario público se cierran la cremallera y no pasan por el lavamanos (la cifra en el caso de las mujeres es de diecisiete por ciento).[2]

Como los gérmenes pasan como papas calientes de una persona a otra, es imperativo adoptar medidas clave para protegerse contra un ataque, tales como lavarse las manos y las uñas con un jabón semilíquido de buena calidad y sumergir la cabeza en una solución facial que limpie sus ojos y sus fosas nasales.

Después de estrechar cientos de manos en un evento de firma de libros o una exposición comercial, lo primero que hago al regresar a mi hotel es lavarme las manos. Estoy consciente de que no basta con frotarse, debido a los gérmenes en hibernación debajo de las uñas de mis manos y en su periferia, así que utilizo un jabón semilíquido especial para manos. Este jabón cremoso, que viene en un tubo blanco y es rico en aceites esenciales, no es propiamente antibacteriano. Creo que los medicamentos y jabones antibacterianos acaban dislocando el delicado equilibrio de la microflora que necesitamos para mantener la piel saludable.

Comienzo metiendo ambas manos en un aguamanil lleno de esta solución jabonosa y hundo las uñas de las manos en la crema. Luego froto esa crema jabonosa especial en las yemas de mis dedos, las cutículas y las uñas por quince a treinta segundos. Terminado esto, me lavo bien las manos durante quince segundos, antes de enjuagármelas con agua corriente. Una vez que mis manos están bien limpias, tomo otro poco de jabón y me lavo la cara. Como estoy consciente de que los puertos más susceptibles de entrada de gérmenes son los conductos lagrimales y las fosas nasales empleo un segundo paso de higiene avanzada al que llamo «inmersión facial»: lleno mi aguamanil o un tazón grande y limpio con agua tibia, no caliente. Le añado una o dos cucharadas de sal común de mesa y dos goteros de una solución facial a base de minerales. Luego me inclino y sumerjo mi cara en esa mezcla limpiadora, abriendo varias veces los ojos para permitir que también se limpien las membranas oculares. Después de una pausa para respirar vuelvo a meter la cara con los ojos cerrados y la boca fuera del agua, haciendo burbujas a través de la nariz. A esto le llamo «bucear con máscara en una palangana». Entonces absorbo por la nariz, una pequeña cantidad de agua lo cual tiene un efecto de destape de cañería, expulsando los gérmenes que puedan haberse alojado en mi nariz. Si una de las ventanas de la nariz está parcialmente bloqueada, cierro la que no lo está bajo el agua e inhalo despacio para que la solución llene la fosa nasal bloqueada. La maniobra generalmente ayuda a desbloquearla. Siempre que presiento que voy a caer con un resfriado o una gripe repito de cuatro a seis veces ese lavado facial, y al despertar al día siguiente me siento nuevo.

Después de mi buceo en la palangana me seco con una toalla y me sueno la nariz con una servilleta. Normalmente aplico este método de higiene avanzada al levantarme y antes de acostarme, pero cuando presiento que me puedo enfermar sigo estos pasos *cinco* veces al día, y le recomiendo a usted que haga lo mismo.

He estado aplicando este protocolo de higiene avanzada desde que lo conocí hace diez años, estando muy enfermo. Y desde entonces he estado virtualmente libre de las enfermedades respiratorias comunes e infecciones de los senos faciales que afligen a diario a millones de estadounidenses.

Practicar la higiene avanzada añade de tres a cuatro minutos a los preparativos para irse a trabajar en la mañana o irse a la cama en la noche, pero me parece un módico precio a pagar para evitar las secreciones nasales, el catarro a la cabeza y otros síntomas peores.

Mis dos últimos pasos de higiene avanzada consisten en aplicarme gotas muy diluidas de peróxido de hidrógeno y minerales en los oídos durante treinta a sesenta segundos, para limpiar el canal auditivo; y cepillarme los dientes con una solución dental a base de aceites esenciales, a fin de eliminar de mi boca microbios nocivos.

También es importante mantener los oídos limpios. En 1928 el doctor Richard Simmons —no el gurú de los aeróbicos; él no es tan viejo— tenía la hipótesis de que los gérmenes del resfriado y la gripe podían infiltrarse en el cuerpo a través del canal auditivo. Por su parte el doctor Mercola de la página web Mercola.com aconseja administrarse varias gotas de peróxido de hidrógeno (H_2O_2) al tres por ciento en cada oído cuando se presentan los síntomas de la gripe o el resfrío. Puede que sienta un burbujeo, o ligeras punzadas en el canal auditivo, pero el peróxido de hidrógeno parece limpiar las orejas llenas de cerumen, y sus poderosas cualidades oxidantes matan bacterias y virus. (El peróxido de hidrogeno o agua oxigenada es un antiséptico doméstico que se usa para desinfectar cortaduras o arañazos.)

Por último, hay una proteína que flota en su torrente sanguíneo de la cual debe estar enterado, pues es la más abundante. Se llama albúmina, y se ocupa de transportar en su sangre hormonas y nutrientes, y recoger los desechos para expulsarlos. Como un camión de volteo repleto de material de relleno, la albúmina conduce las células tóxicas y los desechos hacia el hígado para que sean allí degradados y expulsados del cuerpo.

Su riesgo de contraer un resfriado o gripe se eleva cuando los niveles de albúmina en la sangre se reducen. El doctor Seaton está seguro de que los hábitos higiénicos deficientes resultan en una reducción de la albúmina, debido a que el sistema inmunológico, cuando está bajo el asedio de los virus del resfriado y la gripe, deja de producir la suficiente para defender al cuerpo. Es posible optimizar los niveles de albúmina practicando una higiene avanzada, lo cual subraya la importancia de esta llave como parte de *La receta del Gran Médico para el resfrío y la gripe*.

Entorno laboral

Trabajo en West Palm Beach, Florida, en un parque comercial semejante a otros miles que se han multiplicado como hongos por todo el país. Las condiciones actuales de los centros de trabajo —pienso en los parques industriales urbanos, plagados de edificios de concreto y millares de cubículos—son un caldo de cultivo ideal para los gérmenes. El problema es que cuando los empleados contraen un resfriado o gripe, se sienten tan aptos para ir a trabajar —y transmitir así sus gérmenes a sus colegas— como para llamar y decir que están enfermos.

Durante la temporada del resfriado y la gripe, me lavo las manos cada una o dos horas con el jabón especial semilíquido que tengo en la oficina. Otra idea es limpiar con desinfectante su escritorio una vez en la mañana y otra en la tarde. No es probable que me atreva a estrechar las manos de colegas que muestren síntomas de infección. Y si alguien está ostensiblemente enfermo —con tanta secreción nasal que parece una llave abierta— le sugiero que se tome el día libre por enfermedad. Si cree que no es su trabajo confrontar a un empleado enfermo, puede llamar a recursos humanos. También puede hablarle a su director de recursos humanos acerca de una encuesta conducida por Chuck Gerba, profesor de microbiología ambiental de la Universidad de Arizona. El «doctor Germen», como le llaman sus colegas, halló que los gérmenes adoran los ambientes de oficina. Sus investigadores examinaron muestras de trescientos veintiocho superficies —desde cubículos hasta salas de conferencia— tomadas en oficinas de todo el país, y encontraron que los microbios que causan infecciones respiratorias como la bronquitis y la neumonía pueden sobrevivir *hasta tres días* sobre los escritorios y otras superficies. También hallaron virus y bacterias en los teléfonos, picaportes y conmutadores de la luz.[3]

Guerra avisada no mata soldados. Si desea prevenir los resfriados y la gripe, debe prestar particular atención a practicar una higiene avanzada, porque estas afecciones atacan una y otra vez.

℞ LA RECETA DEL GRAN MÉDICO PARA EL RESFRÍO Y LA GRIPE: PRACTIQUE UNA HIGIENE AVANZADA

- *Durante la temporada del resfriado y la gripe hunda varias veces al día sus dedos en una solución de jabón semilíquido con aceites esenciales, prestando especial atención a eliminar los gérmenes acumulados bajo sus uñas.*

- *Limpie a diario sus fosas nasales y las membranas mucosas de los ojos, mediante una inmersión facial.*

- *Limpie sus canales auditivos varias veces a la semana.*

- *Utilice a diario una solución dental basada en aceites esenciales para eliminar los gérmenes de sus dientes, encías y boca.*

Actúe

Si quiere aprender a incorporar a su régimen diario los principios para practicar una higiene avanzada, por favor pase a la página 75 para consultar el plan de batalla de *La receta del Gran Médico para el resfrío y la gripe.*

LLAVE # 4

Acondicione su cuerpo con ejercicios y terapias corporales

¿Cuándo fue la última vez que hizo ejercicios?

¿O que durmió ocho horas?

¿O que no hizo absolutamente nada un sábado por la tarde?

Y una última pregunta: ¿Ha tenido recientemente un resfriado o gripe?

Preste atención: yo también me he hecho estas preguntas. Sé que el ejercicio es una importante «terapia corporal» que fortalece el sistema inmunológico y prepara al cuerpo para resistir a los gérmenes del resfriado y la gripe. Una buena forma física es esencial para una buena salud y es uno de las mejores cosas que usted puede hacer por su cuerpo, su mente y su espíritu.

Las personas físicamente activas tienen menos probabilidades de contraer un resfriado, afirma un estudio de la Universidad de Carolina del Sur realizado entre quinientos cincuenta hombres y mujeres sanos con una edad media de cuarenta y ocho años. Los resultados mostraron que aquellos que hacían ejercicios en grado moderado promediaban un resfriado por año, mientras que otras personas que hacían una vida sedentaria reportaron cuatro resfríos anuales.[1]

Para mí, esta es una confirmación lógica de que aquellos que toman parte con frecuencia en actividades físicas no son tan susceptibles a contagiarse como quienes llevan una vida sedentaria. El ejercicio le hace bien al cuerpo: poner en movimiento piernas y brazos acelera el ritmo cardíaco y le obliga a respirar más rápido, lo cual ayuda a transferir oxígeno de sus pulmones a su sangre e incrementa en su organismo la cantidad de glóbulos blancos encargados de matar a los virus. El ejercicio estimula a esos leucocitos a desplazarse de los órganos al torrente sanguíneo, donde pueden articular una defensa contra los gérmenes que ingresan a través de los portales del cuerpo.

Este capítulo busca demostrar que hacer ejercicios con regularidad —de veinte a treinta minutos diarios, al menos cinco días a la semana— puede prevenir los resfriados y la gripe. Mi manera favorita de poner el cuerpo en movimiento se denomina *forma física funcional* y consiste en ejercicios moderados que aceleran su ritmo cardíaco, fortalecen los músculos vitales del cuerpo y ejercitan el sistema cardiovascular realizando actividades de la vida real, en posiciones reales.

La forma física funcional utiliza ejercicios que emplean como resistencia su propio peso corporal, aunque también puede utilizar pesas de mano, minitrampolines y balones de estabilidad.

Es posible encontrar clases y equipos de forma física funcional en diversos gimnasios de Estados Unidos, entre ellos LA Fitness, Bally Total Fitness y los locales de la Asociación de Jóvenes Cristianos, YMCA. Sus instructores le pedirán que haga cuclillas con las piernas separadas o unidas, y con una atrás y la otra delante. Lo que no le pedirán es que haga ejercicios de fuerte impacto como los que se ven en esas enérgicas clases de ejercicios aeróbicos. (Para instrucciones más detalladas sobre los ejercicios de la forma física funcional visite por favor www.GreatPhysiciansRx.com.)

Otra forma fantástica de ejercicio moderado que no requiere un desembolso importante es caminar. Usted puede caminar cuando mejor le convenga: al amanecer antes de irse al trabajo; en su receso matutino; a la hora del almuerzo; antes o después de cenar; o al caer la tarde. Usted mismo fija su ritmo, y como para caminar no importan mucho la fuerza ni el tamaño de la persona, puede hacerse acompañar por alguien del sexo opuesto.

¿Se puede hacer ejercicios mientras se está luchando contra un resfriado o gripe? Si se siente apto para hacerlo, no hay nada dañino en sudar un poco; siempre he creído que el ejercicio ayuda a eliminar las toxinas acumuladas en el cuerpo. El movimiento afloja el mucus y los líquidos acumulados en el tracto respiratorio superior, así que a menos que tenga fiebre, una sesión de ejercicios moderada debe hacerle sentir mejor. Sin embargo, si está aquejado por un fuerte virus de la gripe y no está en condiciones de levantarse de la cama, quédese bajo las cobijas y tome una buena sopa de pollo de mi receta especial casera.

Tómese un verdadero descanso

¿Ha escuchado a su médico de familia aconsejarle que tome muchos líquidos y que descanse? De algún modo tendemos a pasar por alto esa última parte. Yo me declaro culpable. Hay días en los que he programado hablar en tres servicios dominicales matutinos en una gran iglesia y me levanto con secreción nasal y con la cabeza congestionada. No tengo más remedio que cumplir, ¿cierto? Pero también sé que más tarde o más temprano necesitaré reposar.

Millones de personas van por la vida sin un descanso adecuado, porque el sueño es una terapia corporal que escasea bastante en nuestros días. El «déficit de sueño» nacional significa que nos ocupamos con demasiadas actividades desde el momento en que despertamos hasta que nos metemos en la cama dieciséis, diecisiete o dieciocho agotadoras horas después. Los estadounidenses adultos duermen menos de siete horas diarias por noche, unas dos menos que nuestros bisabuelos cien años atrás.

En cuanto a dormir lo suficiente, me declaro culpable una vez más. Nicki y yo somos los padres de un enérgico párvulo que se despierta todos los días a las cinco y media de la mañana sin fallar. Si me voy a dormir demasiado tarde, digamos alrededor de las dos de la madrugada, luego no me siento bien por un par de días. Mi cuerpo estresado es más susceptible a contraer el germen del resfriado o de la gripe. Sin embargo, cuando me voy a la cama antes de las once de la noche, al día siguiente me siento mejor y tengo un mejor rendimiento. Le insto a acostarse más temprano, aun treinta minutos antes de la hora que acostumbra. Si está habituado a ver los programas de entrevistas que transmiten a altas horas de la noche, grábelos en videocinta para verlos al otro día.

El número mágico, según los expertos, es dormir ocho horas. Cuando a uno se le permite dormir cuanto quiera en un ambiente controlado (como un laboratorio de investigaciones del sueño) tiende a dormir naturalmente ocho horas en un período de veinticuatro. Ese período de veinticuatro horas, llamado ritmo circadiano, equivale a las veinticuatro horas que tarda la tierra en rotar sobre su eje mientras se traslada alrededor del sol.

Deje que el sol brille

Hablando del sol, existe una correlación entre solearse y evitar los resfriados. Cuando su rostro o sus piernas y brazos se exponen a la luz del sol, su piel sintetiza vitamina D a partir de los rayos ultravioletas de la luz solar. El organismo necesita vitamina D, que no es en realidad una vitamina, sino una hormona clave que ayuda a regular la salud de más de treinta tejidos y órganos diferentes, entre ellos los pulmones. Le recomiendo exponerse al astro rey al menos quince minutos diarios, a fin de incrementar los niveles de vitamina D en su cuerpo.

Hidroterapias al rescate

Nicki y yo somos afortunados de tener un baño sauna en nuestro hogar, y cuando cualquiera de los dos empieza con las secreciones nasales, nos metemos en él. Cuando se trata de eliminar un virus del organismo, sudar profusamente y beber muchos líquidos parece tener sentido. Algunos afirman que la temperatura dentro de un baño sauna es demasiado alta para que sobrevivan el virus de la gripe o el del resfriado. Así que tomar un sauna o un baño de vapor son formas de hidroterapia beneficiosas contra el resfrío y la influenza. Existen también otras formas de hidroterapia —baños, duchas, lavados o envolturas— que utilizan agua fría y caliente.

Por ejemplo, al levantarme en la mañana me doy una ducha caliente, pero luego abro la llave del agua fría y la dejo correr sobre mí cerca de un minuto. Esto me vigoriza. El agua fría estimula el cuerpo y el aprovechamiento del oxígeno por las células, en tanto que el agua caliente dilata los vasos sanguíneos, mejorando la circulación y favoreciendo el transporte de más oxígeno al cerebro.

Por último, existe una terapia corporal más que forma parte de *La receta del Gran Médico para el resfrío y la gripe*. La aromaterapia involucra el sentido del olfato y el uso de aceites esenciales en una variedad de formas curativas. Creo que se pueden derivar grandes beneficios para la salud cuando introducimos en nuestro régimen diario los aceites esenciales. Agregue simplemente un gotero de aceites esenciales al agua caliente de su bañera, o haga arder el aceite en un difusor, o frótese unas gotas en los dedos, ahueque las manos, acerque la boca y la nariz e inhale profundamente.

En *The Prescription for Nutritional Healing* se afirma que el eucalipto es beneficioso para aliviar la congestión.[2] Prepare un baño caliente, añada cinco gotas de aceite de eucalipto y sumérjase. También puede añadir aceites de romero y salvia. Si no quiere complicarse con un baño (o no tiene bañera en la casa) puede poner seis gotas de una mezcla de aceites esenciales en dos tazas de agua hirviente e inhalar el vapor. Esto se hace retirando de la estufa la olla, cubriéndose la cabeza con una toalla e inhalando profundamente durante tres a cinco minutos. Procure no acercarse demasiado al vapor pues podría quemarse.

 ## LA RECETA DEL GRAN MÉDICO PARA EL RESFRÍO Y LA GRIPE: ACONDICIONE SU CUERPO CON EJERCICIOS Y TERAPIAS CORPORALES

- *Hágase el compromiso, y las citas para, mientras esté sano, ejercitarse durante veinte a treinta minutos diarios, cinco veces a la semana, a fin de fortalecer el sistema inmunológico y prevenir el resfrío y la gripe.*

- *Incorpore a su rutina cotidiana entre cinco y quince minutos del método de forma física funcional.*

- *Cuando sienta venir un resfriado o una gripe, practique ejercicios de respiración profunda. Llene sus pulmones y retenga el aire durante varios segundos, antes de exhalar lentamente.*

- *Dé una breve caminata y compruebe al final del día que se sentirá mucho mejor.*

- *Váyase a la cama más temprano, prestando especial atención a cuantas horas duerme antes de medianoche. Esfuércese por dormir cada noche ocho horas. Recuerde que el sueño es, aparte de los nutrientes, lo más importante que puede incorporar a su régimen de salud.*

- *Finalice su próxima ducha cambiando la temperatura del agua a fresca (o fría) y permaneciendo bajo el chorro durante un minuto.*

- *En su próximo receso laboral, salga y siéntese afuera mirando al sol. Báñese con sus rayos durante diez o quince minutos.*

- *Utilice aceites esenciales como el eucalipto para aliviar la congestión nasal.*

Actúe

Si quiere aprender a incorporar a su régimen diario los principios para acondicionar su cuerpo con ejercicios y terapias corporales, por favor, pase a la página 75 para consultar el plan de batalla de *La receta del Gran Médico para el resfrío y la gripe.*

LLAVE # 5

Reduzca las toxinas en su ambiente

Cuando caigo con un resfriado, generalmente repaso mis últimas veinticuatro horas para tratar de determinar por qué un germen pudo superar a mi sistema inmunológico. Aunque nunca puedo estar seguro, muchas veces puedo establecer el vínculo entre un resfrío y un largo viaje aéreo, aunque otros factores posibles son la falta de sueño o de ejercicio.

Sé que la razón por la que aún me resfrío es que no sigo al pie de la letra tres llaves de la receta del Gran Médico. Me alimento conforme a una dieta orgánica integrada por alimentos creados por Dios en una forma saludable para el cuerpo. En cuanto a suplementos nutricionales, mantengo un récord comparable a las rachas de bateo de Cal Ripken en el béisbol: en diez años no he dejado de tomarlos un solo día. Y en la llave # 3 usted leyó cómo practico religiosamente una higiene avanzada.

Pero en lo que respecta a la llave # 5, Reduzca las toxinas en su ambiente, existe una situación que me hace más vulnerable a una infección de los senos faciales. Considero por ejemplo los viajes en avión. Yo *sé* que estacionar mi cuerpo en un asiento de la concurrida clase económica dentro del fuselaje de un Boeing 737 de un solo pasillo, junto con otros ciento treinta y siete pasajeros que tosen, se soplan la nariz y estornudan, le cobra un precio a mi sistema inmunológico. El aire en un avión de pasajeros moderno es una mezcla de aire fresco exterior y aire reciclado contaminado; un Boeing 737 recicla alrededor del cuarenta por ciento de su aire, mientras que un 757 recircula

57

cerca del cincuenta por ciento. Para mí el aire recirculado puede traducirse como gérmenes reciclados.

¿Soy más susceptible a infectarme con un virus del resfriado o la gripe mientras viajo por avión? Hice algunas investigaciones y, para mi sorpresa, la revista médica *Journal of the American Medical Association* (*JAMA*)[1] publicó los resultados de un estudio que indica que *no existen* evidencias de que las cabinas de aviones con aire reciclado incrementen los riesgos de infecciones del tracto respiratorio superior.[2] Supuse que debía advertir a quienes ocupaban los asientos 20D y E que estaban botando su dinero al tomar Airborne.

Pero luego leí más detenidamente el estudio publicado por *JAMA*, y empecé a sentirme mejor. O quizá deba decir peor. En el verano de 1999, los conductores del estudio repartieron cuestionarios a mil cien pasajeros que viajaban entre San Francisco y Denver. Su tesis principal era que quienes viajan en aviones con aire reciclado no tienen más probabilidades de contraer un resfriado que quienes viajan en aeronaves que sólo bombean aire fresco.

¡Alto ahí! Si no me equivoco, el 99.9 por ciento de quienes viajan por avión vuelan en aparatos con aire reciclado, pues el Boeing 727 —un modelo de la década de los sesenta— fue el último jet construido que proporcionaba a los pasajeros un ciento por ciento de aire fresco. Boeing y Airbus construyen actualmente aviones con sistema de recirculación de aire, una medida para ahorrar combustible. Pero fíjese en esto: el estudio publicado por *JAMA* demostraba que los pasajeros contraen muchos más resfriados después de volar que cuando no vuelan, y que también se resfrían con más frecuencia que las personas que no vuelan. Así que después de todo mi instinto no me engañaba. Siempre que mi calendario requiere un viaje en avión —lo cual ocurre virtualmente cada semana— pongo en práctica mi método de higiene avanzada antes y después del vuelo, aplicando a mi camisa una mezcla de aceites esenciales. Durante el viaje, froto la mezcla en mis manos y luego las ahueco y aspiro los aceites.

Pero los aviones de las aerolíneas no son el único lugar donde respiramos aire reciclado, ¿se atreve a adivinar otros dos sitios prominentes? Su hogar y su centro de trabajo. Cada vez que usted respira aire acondicionado está respirando aire reciclado. En las áreas tórridas del país como la Florida lo respiramos las veinticuatro horas. La American Lung Association (la Asociación estadounidense del pulmón) calcula que pasamos un noventa por ciento de nuestro tiempo en interiores, una estimación que me parece realista.

Según la Agencia de Protección Ambiental de EUA, que reportó los resultados de un estudio de cinco años en seiscientos hogares de seis ciudades, las altas concentraciones de veinte compuestos tóxicos eran de doscientas a quinientas veces mayores dentro de las viviendas que fuera de ellas. Las casas bien aisladas y las puertas y ventanas energéticamente eficientes de hoy día cumplen demasiado bien su misión, atrapando el aire «usado» lleno de toxinas perjudiciales que causan problemas de la salud como el resfriado y la gripe. Esta es otra razón por la que los resfríos son más comunes en invierno: pasamos más tiempo en interiores, y más cerca unos de otros. La ventilación es también menos eficiente, incrementando el riesgo de infección.

Hay dos cosas que pueden ayudar. Número uno, abra sus puertas y ventanas un par de veces al día. Es importante airear periódicamente su casa, al margen de si la temperatura exterior es muy alta o muy baja.

Cambiar más frecuentemente los filtros del aire acondicionado y la calefacción también puede ayudar, pero una idea aun mejor es comprar un buen filtro de aire que pueda limpiarlo, por así decirlo, de gérmenes aerotransportados. Mi esposa, Nicki, y yo hemos hecho instalar cuatro sistemas fotocatalíticos de tratamiento de aire en nuestro hogar.

También tengo en mi oficina un filtro de aire Pionair, esta es una inversión que debe considerar, pues nada más puede hacer por el aire reciclado que respiramos en el trabajo, como no sea salir a tomar el aire fresco en los recesos.

Qué debemos beber

Ya he hablado sobre la conveniencia de beber muchos líquidos cuando estamos combatiendo un resfriado, pero en lo referente a reducir las toxinas en su ambiente, el agua resulta especialmente importante, debido a su capacidad para evacuar del organismo toxinas y otros desechos metabólicos. El agua es esencial para ayudar a su cuerpo a combatir la enfermedad pues su sistema inmune no puede funcionar apropiadamente a menos que usted se mantenga bien hidratado. Si tiene fiebre, es importante estar hidratado, pues la fiebre seca los líquidos del cuerpo.

Incrementar la cantidad de agua que bebe alivia las jaquecas relacionadas con el resfrío o la gripe, y acelera la capacidad del cuerpo para asimilar los nutrientes presentes en los alimentos que come —¿qué tal sopa de pollo?— y los suplementos nutricionales que toma. Como el agua es el principal recurso en el transporte de nutrientes a través del organismo, una inadecuada hidratación resulta en un asalto a su cuerpo, y a su sistema inmunológico, por parte de los desechos metabólicos. No se debe subestimar la importancia de beber suficiente agua durante un resfrío o gripe.

Fíjese que hablo de agua, no de gaseosas regulares o de dieta, ni de bebidas como el café, el té o los jugos de frutas, aunque estos últimos puedan ser saludables para usted cuando está sano.

Las gaseosas normales contienen demasiada azúcar y las de dieta, edulcorantes artificiales como el aspartame, acesulfame K o sucralosa. Si bien la Administración de Alimentos y Fármacos de EUA ha aprobado el uso de edulcorantes artificiales en las bebidas (y en los alimentos) a mi juicio estos aditivos químicos pueden ser dañinos para su salud, pues no conocemos su impacto a largo plazo. Y si cree que las bebidas energéticas como Red Bull y SoBe Adrenaline Rush le pueden ayudar a animarse cuando tiene un resfriado, permítame recordarle que estas bebidas vienen «fortificadas» con cafeína y otros aditivos poco saludables. Nada supera al agua, un líquido creado por Dios para ser totalmente compatible con su cuerpo. Esté o no resfriado, debe beber los proverbiales ocho vasos de agua al día.

Claro que no le recomiendo beber agua directamente del grifo. Casi todas las aguas comunales son tratadas rutinariamente con cloro o cloramina, sustancias químicas que son potentes bactericidas. He instalado en mi casa un sistema de filtración que elimina el cloro y otras impurezas del agua *antes* de que esta entre en nuestras tuberías. Nicki y yo podemos confiar en abrir la llave y disfrutar los beneficios de un agua libre de cloro para beber, cocinar y bañarnos. Como esta agua no tiene ningún regusto químico, es más apta para beber. Una inversión más modesta sería comprar filtros más baratos para acoplarlos al grifo del fregadero, o una jarra con filtro de carbón por veinte dólares o menos.

Toxinas en otros lugares de su ambiente

Existen otras toxinas no directamente relacionadas con los resfriados y la gripe, pero que es importante mencionar, pues afectan su sistema inmunológico, dejándole más vulnerable a los gérmenes:

Plásticos. Aunque si estoy lejos de casa bebo agua mineral envasada en botellas de plástico, me parece más seguro beberla en botellas o vasos de vidrio, debido a la presencia en el primer caso de dioxinas y ftalatos añadidos en el proceso de fabricación del plástico.

Productos de limpieza para el hogar. Hoy en día la mayoría de los productos comerciales de limpieza para el hogar contienen sustancias químicas y disolventes potencialmente dañinos que exponen a las personas a los COV, o compuestos orgánicos volátiles, que pueden causar irritación en los ojos, la nariz y la garganta.

Nicky y yo hemos encontrado que los ingredientes naturales como el vinagre, el jugo de limón y el bicarbonato de sodio son perfectos para mantener nuestro hogar reluciente. En los supermercados y tiendas naturistas puede encontrar productos de limpieza naturales que no son abrasivos ni potencialmente peligrosos para su familia.

Productos para el cuidado de la piel y del cuerpo. Sustancias químicas tóxicas como los disolventes y ftalatos se encuentran en los lápices, acondicionadores y brillos labiales, en los tintes, aerosoles y champúes para el cabello, y en el jabón. Señoras: cada vez que ustedes frotan en sus labios un lápiz labial, su piel absorbe inmediatamente estas toxinas. Como en el caso de los productos de limpieza para el hogar, en los mercados naturistas pueden encontrar cosméticos naturales, aunque estos cada vez se venden más en las farmacias y tiendas de productos de belleza corrientes.

Dentífricos. Los dentífricos comunes suelen llevar una etiqueta con la advertencia de que en caso de tragar accidentalmente el producto deberá llamar al Centro de Control de Tóxicos local.

¿Qué quiere decir esto? Pues que la mayoría de los dentífricos comerciales contienen edulcorantes artificiales, nitrato de potasio, fluoruro de sodio y una buena cantidad de otras largas e impronunciables palabras. Una vez más, procure conseguir una versión natural y que no sea dañina para su salud.

R℞ LA RECETA DEL GRAN MÉDICO PARA EL RESFRÍO Y LA GRIPE: REDUZCA LAS TOXINAS EN SU AMBIENTE

- *Preste atención a la cantidad de gérmenes y microbios aéreos dentro y fuera de su hogar, especialmente durante la temporada de los resfriados y la gripe.*

- *Mejore la calidad del aire dentro de su vivienda abriendo las ventanas y adquiriendo un sistema de filtración de aire.*

- *Beba, esté enfermo o no, la cantidad recomendada de ocho vasos de agua purificada diarios.*

- *Use en su hogar productos de limpieza naturales.*

- *Use también productos naturales para el cuidado de la piel, del cuerpo, y el cabello, incluyendo los cosméticos y la pasta dental.*

Actúe

Si quiere aprender a incorporar a su régimen diario
los principios para reducir las toxinas en su
entorno, por favor, pase a la página 75 para
consultar el plan de batalla de *La receta del Gran
Médico para el resfrío y la gripe.*

LLAVE # 6

Evite las emociones mortales

¿Se siente estresado?

Prepare un paquete de servilletas sanitarias.

El estrés es una emoción mortal que los investigadores han vinculado directa y científicamente a nuestra vulnerabilidad ante los resfriados y la gripe. «Aunque algunas personas pueden ser naturalmente más susceptibles al resfriado común que el promedio, una creciente cantidad de evidencias sugiere que la facilidad con que nos contagiamos está directamente relacionada con el grado de estrés en nuestras vidas», se decía en una edición de *Psychology Today*. «Las personas sometidas a un estrés intenso durante largo tiempo tienen más probabilidades de infectarse con un resfrío o gripe, y de sufrir más los síntomas de estas enfermedades».[1]

El doctor David Skoner, director del Departamento de Alergia e Inmunología en el Hospital Pediátrico de Pittsburgh, Pennsylvania, estudió los efectos del estrés crónico sobre la susceptibilidad a contraer resfriados y gripe. «Hemos hallado —dice el doctor Skoner— que las personas que experimentan mayor estrés son más propensas a enfermarse y a experimentar peores síntomas».[2]

El estrés desgasta su sistema inmunológico como le sucede al acumulador de un automóvil cuando las luces se quedan encendidas toda la noche, y todas las personas sometidas a estrés lo manejan de manera diferente. Algunas se deprimen cuando su telenovela favorita es interrumpida por algún suceso noticioso

65

útil; otras pueden enfrentar con aplomo serios reveses laborales. Depende en gran medida de cómo Dios les habilitó para lidiar con el estrés.

Pero el estrés no es la única emoción fatal que los mortales padecemos: los científicos han identificado asimismo la ira, la acritud, la aprehensión, el nerviosismo, la ansiedad y la alarma como emociones mortales, y cuando usted experimenta una de estas sensaciones —justificada o no— la eficiencia de su sistema inmunológico se reduce notablemente durante seis horas. Cuando las personas frustradas albergan o alimentan resentimientos, no son capaces de perdonar, o procuran vengarse, sus cuerpos sobreestimulados producen las mismas toxinas que si hubieran almorzado comida chatarra de la peor. A menos que su actitud cambie, se convertirá en un individuo poco saludable, literalmente de la noche a la mañana. Las emociones mortales alteran la química de su organismo, y aquellas que permanecen fuera de control pueden ser una fuerza dominante en la determinación de su conducta diaria. Comer bajo estrés hace que se estrechen los conductos biliares del hígado, bloqueando la bilis que debería llegar al intestino delgado, donde los alimentos esperan ser digeridos. Esto no es bueno para su organismo. Un antiguo proverbio lo resume bien: «No es lo que usted come, sino lo que se lo come a usted».

Una actitud positiva ante la vida produce menos síntomas del resfriado, según dice el doctor Sheldon Cohen, profesor de psicología de la Universidad Carnegie Mellon. El doctor Cohen y su equipo entrevistaron a trescientos treinta y cuatro voluntarios tres noches a la semana durante dos semanas, para evaluar su estado mental. El psicólogo buscaba señales de bienestar, vigor y tranquilidad, así como sensaciones negativas como la depresión, la ansiedad y la hostilidad.

A los voluntarios se les administró por vía nasal un chorrito de suero con un rinovirus, el germen del resfriado común. Fueron observados desde el punto de vista médico durante cinco días para ver qué síntomas del resfriado presentaban. Según el doctor Cohen, los que tenían una visión positiva de la vida mostraron menos señales de estar enfermos.[3]

APRENDA A OLVIDAR Y PERDONAR

Si alberga en su interior sentimientos de enojo u hostilidad, se debe probablemente a que alguien le humilló o dijo de usted algo con mala intención. Créame: se qué hay palabras muy hirientes, capaces de rompernos el corazón. Pero no deben ser ocasión para bajarse del carro de una dieta sana o consolarse comiendo manjares grasientos o golosinas azucaradas que de seguro debilitarán su sistema inmunológico. Debe ser el momento de perdonar a aquellos que le han agriado la vida, han hecho declaraciones que buscaban disminuirle a usted o a sus hijos, o han tratado de perjudicar financieramente a su familia.

Si personas malintencionadas le han lastimado con comentarios malintencionados, estoy seguro de que no soy el primero en instarle a poner el pasado en el espejo retrovisor y seguir adelante. Pero debe hacerlo. Si sigue la receta del Gran Médico para un estilo de vida saludable, confío en que esto le ayudará a lidiar con cualesquiera emociones mortales que estén gravitando en su mente. Por favor, recuerde que por más que lo hayan lastimado, todavía es posible perdonar.

«Porque si perdonáis a los hombres sus ofensas, os perdonará también a vosotros vuestro Padre celestial», dice Jesús en Mateo 6, «mas si no perdonáis a los hombres sus ofensas, tampoco vuestro Padre os perdonará vuestras ofensas» (Mateo 6.14-15).

Perdone a aquellos que le han lastimado y olvide sus ofensas. Luego, memorice este sabio consejo del rey Salomón: «El corazón alegre constituye buen remedio» (Proverbios 17:22).

R̶x LA RECETA DEL GRAN MÉDICO PARA EL RESFRÍO Y LA GRIPE: EVITE LAS EMOCIONES MORTALES

- *Comprenda que es más susceptible a enfermarse cuando está triste, asustado o estresado por la vida diaria.*

- *Confíe en Dios cuando enfrente circunstancias que le provoquen preocupación o ansiedad.*

- *Practique el perdón cada día y perdone a aquellos que le han ofendido.*

Actúe

Si quiere aprender a incorporar a su régimen diario los principios para evitar las emociones mortales, por favor, pase a la página 75 para consultar el plan de batalla de *La receta del Gran Médico para el resfrío y la gripe.*

LLAVE # 7

Viva una vida de oración y con propósito

M ientras navegaba en Internet, este titular captó mi atención:

«Principales alarmistas del país entusiasmados con la gripe aviaria».

¿Entusiasmados? Tengo que seguir leyendo, pensé, y me fui a los párrafos iniciales de la historia:

> Washington, D.C. La influenza aviaria, una cepa mutante de la gripe que ha cobrado las vidas de treinta y una personas en el Lejano Oriente desde que se observó por primera vez su transmisión de las aves a los seres humanos en 1997, tiene a los principales alarmistas del país en extremo intranquilos.
>
> «En este momento la gripe aviaria es sólo una noticia más en los periódicos, pero si el virus de la influenza aviaria experimentara mutaciones antigénicas con un virus de la influenza humana, el subtipo resultante podría ser altamente contagioso y letal para los seres humanos», dijo el lunes Matthew Wexler, presidente del Consejo Nacional de Alarma y uno de los mayores atizadores del miedo. «Mi opinión profesional, y aun más importante, mi creencia personal, es que esto debe ser motivo de gran alarma nacional».
>
> Los sentimientos de Wexler fueron unánimemente respaldados por los miembros de la comunidad alarmista.
>
> «La gripe aviaria podría ocasionar una pandemia global de influenza similar a la gripe española que mató a más de veinte millones de personas en 1918», anticipó el médico alarmista doctor Preston Douglas. «Muchos expertos también creen que un

69

masivo brote global de influenza es inminente, a menos que —
líbrenos Dios— ya se haya iniciado. Observaciones y documen-
tación reciente han registrado al menos un caso de transmisión de
humano a humano de una rara cepa del virus de la influenza aviaria. Si este caso singular es una prueba de que el virus animal está
mutando hacia un contagioso y letal virus humano, entonces el
mundo entero está condenado, ¡Condenado!»

Douglas es mejor conocido por sus brillantes análisis alarmistas sobre las bacterias que comen carne humana, el virus
Ebola y el SARS, todos los cuales consiguió convertir en temas
de gran trepidación internacional.[1]

Entonces comprendí que todo era un timo: la falsa noticia
había sido publicada en la página de Internet The Onion Web,
una revista satírica digital.

Afortunadamente, la gripe aviaria no se metamorfoseó en
una epidemia global durante el invierno 2005-06. Líbrenos
Dios de que las cosas lleguen a ponerse tan serias, pero si así
fuese, doy gracias porque Él es más grande que cualquier epidemia de gripe y porque Él escucha todas y cada una de las oraciones que le dirigimos.

Organice un grupo pequeño

Si usted tiene amigos o familiares que estén luchando contra
una gripe o resfriado persistente, pídales que se le unan para
participar en el pequeño grupo de estudios titulado: Siete
semanas de bienestar de *La receta del Gran Médico contra el
resfrío y la gripe*. Usted puede aprender a dirigir un pequeño
grupo en su comunidad, o encontrar uno ya existente en su
área, visitando www.GreatPhysiciansRx.com.

La oración es el fundamento de una vida sana, al vincular a Dios con su mente, cuerpo y espíritu. La oración es una comunicación de dos vías con nuestro Creador, el Dios del universo. Hay poder en la oración: «La oración de fe salvará al enfermo», dice Santiago 5.15.

Orar es la manera que tenemos de hablar con Dios, y Él de hablar con nosotros. No hay fuente mayor de poder que hablar con Aquel que nos creó. La oración no es una formalidad, no tiene que ver con la religión. Trata acerca de una relación, una línea directa con el cielo. Podemos hablar con Dios en cualquier momento, en cualquier lugar, por cualquier razón. Él siempre está presto para escucharnos, y siempre se toma a pecho lo que más nos conviene, porque somos Sus hijos. Cuando estaba en la universidad había algo relacionado con enfrentar mi mortalidad que me hacía ver la oración como algo muy real. No tenía mucho más en qué descansar salvo el Señor. En mis horas más negras, le hablaba constantemente a Él.

A veces creí escuchar la voz de Dios respondiéndome, mientras que en otras ocasiones Él me dirigía a Escrituras que parecían particularmente relevantes para mi difícil situación. Dios me estaba enseñando a escucharle. Dijo Jesús: «Mis ovejas oyen mi voz» (Juan 10.27), y yo me cuento en su rebaño. Otras citas de las Escrituras parecían particularmente adecuadas para mi situación: «Bienaventurado el hombre que me escucha, velando a mis puertas cada día … Porque el que me halle, hallará la vida» (Proverbios 8.34–35). A veces cuando oraba, el Señor ponía en mi corazón cosas en las que ni siquiera había pensado al comenzar. Otras veces no respondía mis oraciones de la manera que yo esperaba, pero transformaba mi corazón para alinearlo con el suyo.

La oración es la más poderosa herramienta que poseemos para vivir una vida sana y llena de propósito. A través de ella,

Dios nos quita nuestras culpas, nuestras vergüenzas, rencores e ira, y nos da un comienzo fresco. Podemos comer alimentos enteros orgánicos, complementar nuestra dieta con suplementos nutricionales a base de alimentos enteros, practicar una higiene avanzada, reducir toxinas y hacer ejercicios, pero si el espíritu no está donde debe, si no está con Dios, no seremos nunca completamente sanos. Hablar con nuestro Creador a través de la oración es el fundamento de una salud óptima y nos hace plenos. Después de todo el amor y la gracia de Dios son los mejores alimentos para nuestra mente, cuerpo y espíritu.

La séptima llave para liberar potencial de salud es vivir una vida de oración y con propósito. La oración confirmará su propósito y le dará la perseverancia para completarlo. Selle todo lo que haga con el poder de la oración y verá transformarse su vida más de lo que nunca pudo imaginar.

Buscando su propósito

«Vivir una vida con propósito» es una frase que encontramos por doquier en nuestros días, debido a cierto libro que probablemente usted ha leído o escuchó hablar de él: *Una vida con propósito*, de Rick Warren, pastor de Saddleback Church en Lake Forest, California.

Cuando Dios me guió a través de dos años de una horrible enfermedad antes de restaurar mi salud, salí de aquella experiencia sabiendo cuál sería mi propósito en la vida: divulgar el mensaje de salud y esperanza de Dios para que otras personas no tuvieran que pasar por lo que yo pasé. Todo lo demás que hago hoy es más que el merengue —hecho por supuesto con miel de abejas pura— de la torta. Me impaciento por levantarme en la mañana, esperando tener el privilegio de comunicar los principios de salud capaces de cambiar la vida a una persona, un millar o hasta millones ese día a través de la televisión. Si usted se dijera a sí mismo: *No estoy seguro de tener un propósito en la vida*, estaría equivocado. Mientras haya aliento en sus pulmones usted tiene un propósito, que está incrustado en su ser. Si no lo ha encontrado aún, busque en su corazón. ¿Qué le hace sentirse vivo? ¿Qué le apasiona? ¿Las alegrías con su familia? ¿Las artes? ¿Enseñar a otros? Su propósito espera a ser descubierto. Identifique sus pasiones y lo descubrirá. Tenga presente que Dios nos da diferentes deseos, sueños y talentos por una razón, puesto que todos somos parte de un mismo cuerpo. Tener un propósito le dará algo por lo cual vivir.

No permita que el resfriado común o una gripe agresiva le mantenga en cama por mucho tiempo. Siga la receta del Gran Médico para el resfrío y la gripe hoy y verá rebotar la enfermedad. Usted puede volver a estar en pie en un abrir y cerrar de ojos, listo para ministrar a su familia, sus seres queridos y sus compañeros de trabajo.

Todavía no he conocido a nadie que durante la temporada del resfriado y la gripe preguntara: «¿Y cuándo me voy enfermar?»

Y todavía no he conocido a nadie que lamentara sentirse bien y más saludable. Y usted no será el primero.

℞ LA RECETA DEL GRAN MÉDICO PARA EL RESFRÍO Y LA GRIPE: VIVA UNA VIDA DE ORACIÓN Y CON PROPÓSITO.

- *Ore constantemente.*

- *Confiese las promesas de Dios al levantarse y antes de retirarse a dormir.*

- *Encuentre el propósito de Dios para su vida, y vívalo. Actúe.*

- *Sea un agente de cambio en su vida adoptando en ella las siete llaves.*

Actúe

Si quiere aprender a incorporar a su régimen diario los principios para vivir una vida de oración y con propósito, por favor, pase a la página 75 para consultar el plan de batalla de *La receta del Gran Médico para el resfrío y la gripe.*

PLAN DE BATALLA DE LA RECETA DEL GRAN MÉDICO PARA EL RESFRÍO Y LA GRIPE

Nota: Este plan de batalla recomienda tomar mucha sopa de pollo, así que estoy reproduciendo aquí la siguiente receta, que puede encontrarse en la llave # 1: «Coma para vivir». Si tiene fiebre es aconsejable que consuma solamente sopa de pollo y muchos líquidos adicionales (agua purificada), hasta que la controle.

SOPA DE POLLO CON ESPECIAS CONTRA EL RESFRIADO Y LA GRIPE

Ingredientes:

1 pollo entero (criado en corrales, con pasto o alimentos orgánicos).

2-4 patas de pollo (opcionales).

3 litros de agua fría filtrada.

1 cucharada de vinagre de sidra de manzana sin pasteurizar.

4 cebollas medianas, cortadas en pedazos.

8 zanahorias peladas y cortadas en pedazos.

6 tallos de apio cortados en pedazos.

2-4 zucchinis, cortados.

4-6 cucharadas de aceite de coco extravirgen.

1 ramito de perejil.

5 dientes de ajo.

1 trozo de diez cm de jengibre, rallado.

2-4 cucharadas de sal Celtic Sea.

1/4-1/2 cucharadita de pimienta roja.

Instrucciones: Si está utilizando un pollo entero, retire de la cavidad las glándulas adiposas y las mollejas. Le recomiendo especialmente utilizar las patas de pollo si las consigue. Coloque el pollo o los pedazos del ave en una olla grande de acero inoxidable con el agua, el vinagre y todos los vegetales, excepto el perejil. Espere diez minutos antes de poner la olla al fuego. Cuando esté hirviendo, retire la nata de desechos que sube a la superficie. Tape la olla y cueza el contenido durante doce a veinticuatro horas. Mientras más cocine la mezcla más poder curativo tendrá. Unos quince minutos antes de terminar con el caldo, añada el perejil. Esto impartirá iones minerales adicionales a la mezcla.

Baje la sopa de la hornilla y saque el pollo y las patas de pollo. Déjelos refrescarse y luego desprenda la carne de los huesos, descartando éstos y las patas. Eche la carne en la sopa.

Día 1

Nota: Este plan de siete días está diseñado para los que tienen síntomas de resfrío o gripe. Para un plan diario encaminado a reforzar el sistema inmunológico en general visite www.GreatPhysiciansRx.com.

Al levantarse y durante el día

Oración: Dé gracias a Dios porque este es el día que el Señor ha hecho. Regocíjese y gócese en Él. Déle gracias por el aliento en sus pulmones y la vida de su cuerpo. Pida al Señor que sane su organismo y utilice su experiencia en beneficio de las vidas de otros. Lea en voz alta Mateo 6.9-13.

Higiene avanzada (puede practicar el método de higiene avanzada hasta cinco veces al día mientras está luchando contra un resfriado o gripe): Para las manos y las uñas, meta los dedos en jabón semilíquido cuatro o cinco veces, y lávese las manos con el jabón durante quince segundos, frotándolo sobre las cutículas y enjuagándose con el agua lo más caliente que pueda soportar. Eche otro poco de jabón semilíquido en las manos para lavarse la cara. Luego, llene el aguamanil o lavamanos con agua tan caliente como pueda, y agregue entre una y tres cucharadas de sal de mesa, y entre uno y tres goteros llenos de una solución mineral a base de yodo. Sumerja la cara en el agua y abra los ojos, parpadeando repetidamente bajo el agua. Mantenga los ojos abiertos bajo el agua durante tres segundos. Después de limpiar sus ojos, vuelva a meter la cara en el agua con la boca cerrada, haciendo burbujas a través de la nariz. Saque la cara del agua y suénese la nariz con una servilleta sanitaria. Para limpiarse las orejas, utilice agua oxigenada y gotas para los oídos con base mineral. Ponga dos o tres gotas en cada oído y manténgalas ahí por un minuto. Luego sacuda la cabeza para que el líquido salga. Para los dientes aplique en el cepillo dos o tres gotas de dentífrico líquido basado en aceites esenciales. Puede usar esto para cepillarse o añadirlo a su crema dental. Después de los dientes, cepíllese la lengua durante quince segundos. (Visite www.BiblicalHealthInstitute.com y haga clic sobre la guía de recursos GPRx Resource Guide para ver los productos de higiene avanzada recomendados.)

Suplementos: Beba una mezcla de dos a tres cucharadas de vinagre de sidra de manzana orgánico y sin filtrar y una cucharada de miel de abejas orgánica cruda, disueltas en ocho onzas de agua tibia. Tome de tres a seis cápsulas de una combinación botánica de plantas medicinales y especias incluyendo ajo, jengibre, saúco y equinácea con ocho a doce onzas de agua pura.

Terapia corporal: Expóngase durante veinte minutos a la luz directa del sol en algún momento del día, pero guárdese de exponerse demasiado entre las diez de la mañana y las dos de la tarde.

Desayuno

En el desayuno, beba ocho onzas de agua o té caliente con miel abejas. (Para ver una lista de productos recomendados visite www.BiblicalHealthInstitute.com y haga clic en la guía de recursos GPRx Resource Guide.)

Una taza de avena integral orgánica a la antigua con miel de abejas, mantequilla, canela y pasas con una cucharada de aceite de coco extravirgen y una a dos cucharadas de polvo proteínico (opcional).

Suplementos: Tome de una a tres cápsulas líquidas de un aceite esencial AM y una mezcla CO_2 de plantas medicinales y especias, y dos cápsulas de multivitaminas basadas en alimentos enteros con zinc. (Para ver una lista de productos recomendados visite www.BiblicalHealthInstitute.com y haga clic en la guía de recursos GPRx Resource Guide.)

Almuerzo

Antes de comer beba ocho onzas de agua

Un tazón grande de sopa de pollo con especias contra el resfrío y la gripe (ver la receta en la p. 75).

Suplementos: Tome dos multivitaminas basadas en alimentos enteros con zinc.

Cena

Antes de comer beba ocho onzas de agua.

Durante la cena beba ocho onzas de agua o té caliente con miel abejas.

Salmón pescado en su medio al horno, cocido en agua o a la parrilla.

Brócoli salteado en una cucharada de aceite de coco extravirgen.

Una ensalada grande con vegetales de hojas verdes, aguacate, zanahorias, pepinos, apio, tomates, col morada, pimientos rojos, cebolla morada y brotes tiernos.

Aliño: Utilice aceite de oliva extravirgen, vinagre de sidra de manzana o jugo de limón, sal Celtic Sea, plantas medicinales y especias, o mezcle una cucharada de aceite de oliva extravirgen con una cucharada de algún aliño comprado en una tienda de productos de salud.

Suplementos: Tome de una a tres cápsulas líquidas de un aceite esencial PM y una mezcla CO_2 de plantas medicinales y especias y dos multivitaminas basadas en alimentos enteros, y de una a tres cucharaditas, o de seis a nueve cápsulas de algún complejo de aceite de hígado de bacalao rico en omega-3. (Para ver una lista de productos recomendados visite www.BiblicalHealthInstitute.com y haga clic en la guía de recursos GPRx Resource Guide.)

Refrigerios

Tajadas de manzana con mantequilla de almendras crudas.

Una barra energética de alimentos enteros, que contenga betaglucanos de fibra soluble de avena.

(Para ver una lista de productos recomendados visite www.BiblicalHealthInstitute.com y haga clic en la guía de recursos GPRx Resource Guide.)

Beba de ocho a doce onzas de agua, o té caliente o helado recién hecho con miel de abejas.

Antes de irse a la cama

Suplementos: Beba una mezcla de dos a tres cucharadas de vinagre de sidra de manzana orgánico y sin filtrar y una cucharada de miel de abejas orgánica cruda, disueltas en ocho onzas de agua tibia. Tome de tres a seis cápsulas de una combinación botánica de plantas medicinales y especias incluyendo ajo, jengibre, saúco y equinácea con ocho a doce onzas de agua pura.

Terapia corporal: Tome un baño tibio durante quince minutos añadiéndole ocho a doce gotas de aceites esenciales bíblicos. (Para ver una lista de productos recomendados visite www.BiblicalHealthInstitute.com y haga clic en la guía de recursos GPRx Resource Guide.)

Higiene avanzada: Siga las recomendaciones de higiene avanzada para la mañana del Día 1.

Oración: Dé gracias a Dios por este día, pidiéndole un descanso nocturno reparador y un comienzo fresco en el nuevo día. Déle gracias por la fidelidad de su amor incesante y su misericordia renovada cada mañana. Lea en voz alta Romanos 8.35, 37-39.

Hora de dormir: Acuéstese a las diez y media de la noche.

Día 2

Al levantarse y durante el día

Oración: Dé gracias a Dios porque este es el día que el Señor ha hecho. Regocíjese y gócese en Él. Déle gracias por el aliento en sus pulmones y la vida de su cuerpo. Pida al Señor que sane su organismo y utilice su experiencia en beneficio de las vidas de otros. Lea en voz alta el Salmo 91.

Higiene avanzada (puede practicar el método de higiene avanzada hasta cinco veces al día mientras está luchando contra un resfriado o gripe): Siga las recomendaciones de higiene avanzada para la mañana del Día 1.

Suplementos: Beba una mezcla de dos a tres cucharadas de vinagre de sidra de manzana orgánico y sin filtrar y una cucharada de miel de abejas orgánica cruda, disueltas en ocho onzas de agua tibia. Tome de tres a seis cápsulas de una combinación botánica de plantas medicinales y especias incluyendo ajo, jengibre, saúco y equinácea con ocho a doce onzas de agua pura.

Terapia corporal: Dése una ducha caliente y fría. Después de una ducha normal, alterne sesenta segundos de agua tan caliente como pueda resistir, seguidos por sesenta segundos de agua tan fría como la pueda soportar. Repita el ciclo siete veces y media para un total de quince minutos, finalizando con agua fría.

Desayuno

Antes de comer beba ocho onzas de agua.

Durante el desayuno beba ocho onzas de agua o té caliente con miel abejas.

Dos o tres huevos en cualquier estilo, cocinados con una cucharada de aceite de coco extravirgen. (Para ver los productos recomendados visite www.BiblicalHealthInstitute.com y haga clic en la guía de recursos GPRx Resource Guide.)

Cebollas, champiñones y pimientos salteados en una cucharada de aceite de coco extravirgen.

Una tajada de pan integral germinado o sin levadura con mantequilla de almendras y miel de abejas.

Suplementos: Tome de una a tres cápsulas líquidas de un aceite esencial AM y una mezcla CO_2 de plantas medicinales y especias, y dos cápsulas de multivitaminas basadas en alimentos enteros con zinc. (Para ver una lista de productos recomendados visite www.BiblicalHealthInstitute.com y haga clic en la guía de recursos GPRx Resource Guide.)

Almuerzo

Antes de comer beba ocho onzas de agua.

Un tazón grande de sopa de pollo con especias contra el resfrío y la gripe (ver la receta en la p. 75).

Suplementos: Tome dos cápsulas de multivitaminas basadas en alimentos enteros con zinc.

Cena

Antes de comer beba ocho onzas de agua.

Durante la cena, beba té caliente con miel de abejas.

Pollo asado orgánico.

Vegetales cocinados (zanahorias, cebollas, arvejas, etc.) en una cucharada de aceite de coco extravirgen.

Una ensalada grande con vegetales de hojas verdes, aguacate, zanahorias, pepinos, apio, tomates, col morada, pimientos rojos, cebolla morada y brotes tiernos.

Aliño: Utilice aceite de oliva extravirgen, vinagre de sidra de manzana o jugo de limón, sal Celtic Sea, plantas medicinales y especias, o mezcle una cucharada de aceite de oliva extravirgen con una cucharada de algún aliño comprado en una tienda de productos de salud.

Suplementos: Tome de una a tres cápsulas líquidas de un aceite esencial PM y una mezcla CO_2 de plantas medicinales y especias y dos multivitaminas basadas en alimentos enteros, y de una a tres cucharaditas, o de seis a nueve cápsulas de algún complejo de aceite de hígado de bacalao rico en omega-3.

Refrigerios

Almendras crudas y tajadas de manzana.

Una barra energética de alimentos enteros, que contenga betaglucanos de fibra soluble de avena.

Beba de ocho a doce onzas de agua, o té caliente o helado recién hecho con miel de abejas.

Antes de irse a la cama

Suplementos: Beba una mezcla de dos a tres cucharadas de vinagre de sidra de manzana orgánico y sin filtrar y una cucharada de miel de abejas orgánica cruda, disueltas en ocho onzas de agua tibia. Tome de tres a seis cápsulas de una combinación botánica de plantas medicinales y especias incluyendo ajo, jengibre, saúco y equinácea con ocho a doce onzas de agua pura.

Higiene avanzada: Siga las instrucciones de higiene avanzada para la mañana del Día 1.

Oración: Dé gracias a Dios por este día, pidiéndole un descanso nocturno reparador y un comienzo fresco en el nuevo día. Déle gracias por la fidelidad de su amor incesante y su misericordia renovada cada mañana. Lea en voz alta Filipenses 4.4-8, 11-13, 19.

Terapia corporal: Tome un baño tibio durante quince minutos añadiéndole de ocho a doce gotas de aceites esenciales bíblicos.

Hora de dormir: Acuéstese a las diez y media de la noche.

Día 3

Al levantarse y durante el día

Oración: Dé gracias a Dios porque este es el día que el Señor ha
hecho. Regocíjese y gócese en Él. Déle gracias por el aliento en sus pulmones y la vida de su cuerpo. Pida al Señor que sane su organismo y
utilice su experiencia en beneficio de las vidas de otros. Lea en voz alta
Efesios 6.13-18.

*Higiene avanzada (puede practicar el método de higiene avanzada hasta
cinco veces al día mientras está luchando contra un resfriado o gripe):* Siga
recomendaciones de higiene avanzada para la mañana del Día 1.

Suplementos: Beba una mezcla de dos a tres cucharadas de vinagre
de sidra de manzana orgánico y sin filtrar y una cucharada de miel de
abejas orgánica cruda, disueltas en ocho onzas de agua tibia. Tome de
tres a seis cápsulas de una combinación botánica de plantas medicinales y especias incluyendo ajo, jengibre, saúco y equinácea con ocho a
doce onzas de agua pura.

Terapia corporal: Dése una ducha caliente y fría. Después de una
ducha normal, alterne sesenta segundos de agua tan caliente como
pueda resistir, seguidos por sesenta segundos de agua tan fría como la
pueda soportar. Repita el ciclo siete veces y media para un total de
quince minutos, finalizando con agua fría.

Desayuno

Durante el desayuno beba ocho onzas de agua o té caliente con
miel abejas. (Para ver una lista de productos recomendados visite
www.BiblicalHealthInstitute.com y haga clic en la guía de recursos
GPRx Resource Guide.)

Una taza de avena integral orgánica a la antigua con miel de abejas, mantequilla, canela y pasas con una cucharada de aceite de coco extravirgen y una a dos cucharadas de polvo proteínico (opcional).

Suplementos: Tome de una a tres cápsulas líquidas de un aceite esencial AM y una mezcla CO_2 de plantas medicinales y especias, y dos cápsulas de multivitaminas basadas en alimentos enteros con zinc. (Para ver una lista de productos recomendados visite www.BiblicalHealthInstitute.com y haga clic en la guía de recursos GPRx Resource Guide.)

Almuerzo

Antes de comer beba ocho onzas de agua.

Un tazón grande de sopa de pollo con especias contra el resfrío y la gripe (ver la receta en la p. 75).

Suplementos: Tome dos cápsulas de multivitaminas basadas en alimentos enteros con zinc.

Cena

Antes de comer beba ocho onzas de agua.

Durante la cena, beba té caliente con miel de abejas.

Una rodaja de carne roja (de res, bisonte o venado).

Brócoli salteado en una cucharada de aceite de coco extravirgen.

Batata con mantequilla.

Una ensalada grande con vegetales de hojas verdes, aguacate, zanahorias, pepinos, apio, tomates, col morada, pimientos rojos, cebolla morada y brotes tiernos.

Aliño: Utilice aceite de oliva extravirgen, vinagre de sidra de manzana o jugo de limón, sal Celtic Sea, plantas medicinales y especias, o mezcle una cucharada de aceite de oliva extravirgen con una cucharada de algún aliño comprado en una tienda de productos de salud.

Suplementos: Tome de una a tres cápsulas líquidas de un aceite esencial PM y una mezcla CO_2 de plantas medicinales y especias y dos multivitaminas basadas en alimentos enteros, y de una a tres cucharaditas, o de seis a nueve cápsulas de algún complejo de aceite de hígado de bacalao rico en omega-3.

Refrigerios

Una toronja o naranja.

Una barra energética de alimentos enteros, que contenga betaglucanos de fibra soluble de avena.

Beba de ocho a doce onzas de agua, o té caliente o helado recién hecho con miel de abejas.

Antes de irse a la cama

Suplementos: Beba una mezcla de dos a tres cucharadas de vinagre de sidra de manzana orgánico y sin filtrar y una cucharada de miel de abejas orgánica cruda, disueltas en ocho onzas de agua tibia. Tome de tres a seis cápsulas de una combinación botánica de plantas medicinales y especias incluyendo ajo, jengibre, saúco y equinácea con ocho a doce onzas de agua pura.

Terapia corporal: Tome un baño tibio durante quince minutos añadiéndole de ocho a doce gotas de aceites esenciales bíblicos.

Higiene avanzada: Siga las recomendaciones de higiene avanzada para la mañana del Día 1.

Oración: Dé gracias a Dios por este día, pidiéndole un descanso nocturno reparador y un comienzo fresco en el nuevo día. Déle gracias por la fidelidad de su amor incesante y su misericordia renovada cada mañana. Lea en voz alta Filipenses 4.4-8, 11-13, 19.

Hora de dormir: Acuéstese a las diez y media de la noche.

Día 4

Al levantarse y durante el día

Oración: Dé gracias a Dios porque este es el día que el Señor ha hecho. Regocíjese y gócese en Él. Déle gracias por el aliento en sus pulmones y la vida de su cuerpo. Pida al Señor que sane su organismo y utilice su experiencia en beneficio de las vidas de otros. Lea en voz alta Mateo 6.9-13.

Higiene avanzada (puede practicar el método de higiene avanzada hasta cinco veces al día mientras está luchando contra un resfriado o gripe): Siga las recomendaciones de higiene avanzada para la mañana del Día 1.

Suplementos: Beba una mezcla de dos a tres cucharadas de vinagre de sidra de manzana orgánico y sin filtrar y una cucharada de miel de abejas orgánica cruda, disueltas en ocho onzas de agua tibia. Tome de tres a seis cápsulas de una combinación botánica de plantas medicinales y especias incluyendo ajo, jengibre, saúco y equinácea con ocho a doce onzas de agua pura.

Terapia corporal: Dése una ducha caliente y fría. Después de una ducha normal, alterne sesenta segundos de agua tan caliente como pueda resistir, seguidos por sesenta segundos de agua tan fría como la pueda soportar. Repita el ciclo siete veces y media para un total de quince minutos, finalizando con agua fría.

Desayuno

Tres huevos pasados por agua o hervidos.

Una toronja o naranja.

Una taza de té caliente con miel de abejas.

Suplementos: Tome de una a tres cápsulas líquidas de un aceite esencial AM y una mezcla CO_2 de plantas medicinales y especias, y dos cápsulas de multivitaminas basadas en alimentos enteros con zinc. (Para ver una lista de productos recomendados visite www.BiblicalHealthInstitute.com y haga clic en la guía de recursos GPRx Resource Guide.)

Almuerzo

Antes de comer beba ocho onzas de agua.

Un tazón grande de sopa de pollo con especias contra el resfrío y la gripe (ver la receta en la p. 75).

Suplementos: Tome dos cápsulas de multivitaminas basadas en alimentos enteros con zinc.

Cena

Antes de comer beba ocho onzas de agua.

Durante la cena, bebe té caliente con miel de abejas.

Pechuga de pollo a la parrilla.

Vegetales salteados en una cucharada de aceite de coco extravirgen.

Una porción pequeña de grano integral sin gluten (quinoa, amaranto millo o alforfón) cocinado en una cucharada de aceite de coco extravirgen.

Una ensalada grande con vegetales de hojas verdes, aguacate, zanahorias, pepinos, apio, tomates, col morada, pimientos rojos, cebolla morada y brotes tiernos.

Aliño: Utilice aceite de oliva extravirgen, vinagre de sidra de manzana o jugo de limón, sal Celtic Sea, plantas medicinales y especias, o mezcle una cucharada de aceite de oliva extravirgen con una cucharada de algún aliño comprado en una tienda de productos de salud.

Suplementos: Tome de una a tres cápsulas líquidas de un aceite esencial PM y una mezcla CO_2 de plantas medicinales y especias y dos multivitaminas basadas en alimentos enteros, y de una a tres cucharaditas, o de seis a nueve cápsulas de algún complejo de aceite de hígado de bacalao rico en omega-3.

Refrigerios

Manzanas y zanahorias con mantequilla de almendras crudas.

Una barra energética de alimentos enteros, que contenga betaglucanos de fibra soluble de avena.

Beba de ocho a doce onzas de agua, o té caliente o helado recién hecho con miel de abejas.

Antes de irse a la cama

Beba de ocho a doce onzas de agua, o té caliente o helado recién hecho con miel de abejas.

Suplementos: Beba una mezcla de dos a tres cucharadas de vinagre de sidra de manzana orgánico y sin filtrar y una cucharada de miel de abejas orgánica cruda, disueltas en ocho onzas de agua tibia. Tome de tres a seis cápsulas de una combinación botánica de plantas medicinales y especias incluyendo ajo, jengibre, saúco y equinácea con ocho a doce onzas de agua pura.

Higiene avanzada: Siga las recomendaciones de higiene avanzada para la mañana del Día 1.

Oración: Dé gracias a Dios por este día, pidiéndole un descanso nocturno reparador y un comienzo fresco en el nuevo día. Déle gracias por la fidelidad de su amor incesante y su misericordia renovada cada mañana. Lea en voz alta Romanos 8.35, 37-39.

Terapia corporal: Tome un baño tibio durante quince minutos añadiéndole de ocho a doce gotas de aceites esenciales bíblicos.

Hora de dormir: Acuéstese a las diez y media de la noche.

Día 5 (día de ayuno parcial)

Al levantarse y durante el día

Oración: Dé gracias a Dios porque este es el día que el Señor ha hecho. Regocíjese y gócese en Él. Déle gracias por el aliento en sus pulmones y la vida de su cuerpo. Pida al Señor que sane su organismo y utilice su experiencia en beneficio de las vidas de otros. Lea en voz alta Isaías 58.6-9.

Higiene avanzada (puede practicar el método de higiene avanzada hasta cinco veces al día mientras está luchando contra un resfriado o gripe): Siga las recomendaciones de higiene avanzada para la mañana del Día 1.

Suplementos: Beba una mezcla de dos a tres cucharadas de vinagre de sidra de manzana orgánico y sin filtrar y una cucharada de miel de abejas orgánica cruda, disueltas en ocho onzas de agua tibia. Tome de tres a seis cápsulas de una combinación botánica de plantas medicinales y especias incluyendo ajo, jengibre, saúco y equinácea con ocho a doce onzas de agua pura.

Terapia corporal: Dése una ducha caliente y fría. Después de una ducha normal, alterne sesenta segundos de agua tan caliente como pueda resistir, seguidos por sesenta segundos de agua tan fría como la pueda soportar. Repita el ciclo siete veces y media para un total de quince minutos, finalizando con agua fría.

Desayuno

No desayune (día de ayuno parcial).

Beba de ocho a doce onzas de agua.

Suplementos: Tome de una a tres cápsulas líquidas de un aceite esencial AM y una mezcla CO_2 de plantas medicinales y especias, y dos cápsulas de multivitaminas basadas en alimentos enteros con zinc. (Para ver una lista de productos recomendados visite www.BiblicalHealthInstitute.com y haga clic en la guía de recursos GPRx Resource Guide.)

Almuerzo

No almuerce (día de ayuno parcial).

Suplementos: Tome dos cápsulas de multivitaminas basadas en alimentos enteros con zinc.

Cena

Antes de comer beba ocho onzas de agua.

Durante la cena beba té caliente con miel de abejas.

Un tazón grande de sopa de pollo con especias contra el resfrío y la gripe (ver la receta en la p. 75).

Vegetales encurtidos. (Para ver productos recomendados visite www.BiblicalHealthInstitute.com y haga clic en la guía de recursos GPRx Resource Guide.)

Una ensalada grande con vegetales de hojas verdes, aguacate, zanahorias, pepinos, apio, tomates, col morada, pimientos rojos, cebolla morada y brotes tiernos.

Aliño: Utilice aceite de oliva extravirgen, vinagre de sidra de manzana o jugo de limón, sal Celtic Sea, plantas medicinales y especias, o mezcle una cucharada de aceite de oliva extravirgen con una cucharada de algún aliño comprado en una tienda de productos de salud.

Suplementos: Tome de una a tres cápsulas líquidas de un aceite esencial PM y una mezcla CO_2 de plantas medicinales y especias y dos multivitaminas basadas en alimentos enteros, y de una a tres cucharaditas, o de seis a nueve cápsulas de algún complejo de aceite de hígado de bacalao rico en omega-3.

Refrigerios

No meriende (día de ayuno parcial).

Beba ocho onzas de agua

Antes de irse a la cama

Beba de ocho a doce onzas de agua, o té caliente con miel de abejas.

Suplementos: Beba una mezcla de dos a tres cucharadas de vinagre de sidra de manzana orgánico y sin filtrar y una cucharada de miel de abejas orgánica cruda, disueltas en ocho onzas de agua tibia. Tome de tres a seis cápsulas de una combinación botánica de plantas medicinales y especias incluyendo ajo, jengibre, saúco y equinácea con ocho a doce onzas de agua pura.

Higiene avanzada: Siga las recomendaciones de higiene avanzada para la mañana del Día 1.

Terapia corporal: Tome un baño tibio durante quince minutos añadiéndole de ocho a doce gotas de aceites esenciales bíblicos.

Oración: Dé gracias a Dios por este día, pidiéndole un descanso nocturno reparador y un comienzo fresco en el nuevo día. Déle gracias por la fidelidad de su amor incesante y su misericordia renovada cada mañana. Lea en voz alta Isaías 58.6-9.

Hora de dormir: Acuéstese a las diez y media de la noche.

DÍA 6

Al levantarse y durante el día

Oración: Dé gracias a Dios porque este es el día que el Señor ha hecho. Regocíjese y gócese en Él. Déle gracias por el aliento en sus pulmones y la vida de su cuerpo. Pida al Señor que sane su organismo y utilice su experiencia en beneficio de las vidas de otros. Lea en voz alta el Salmo 23.

Higiene avanzada (puede practicar el método de higiene avanzada hasta cinco veces al día mientras está luchando contra un resfriado o gripe): Siga las recomendaciones de higiene avanzada para la mañana del Día 1.

Suplementos: Beba una mezcla de dos a tres cucharadas de vinagre de sidra de manzana orgánico y sin filtrar y una cucharada de miel de abejas orgánica cruda, disueltas en ocho onzas de agua tibia. Tome de tres a seis cápsulas de una combinación botánica de plantas medicinales y especias incluyendo ajo, jengibre, saúco y equinácea con ocho a doce onzas de agua pura.

Terapia corporal: Dése una ducha caliente y fría. Después de una ducha normal, alterne sesenta segundos de agua tan caliente como pueda resistir, seguidos por sesenta segundos de agua tan fría como la pueda soportar. Repita el ciclo siete veces y media para un total de quince minutos, finalizando con agua fría.

Desayuno

Dos o tres huevos en cualquier estilo, cocinados con una cucharada de aceite de coco extravirgen.

Una toronja o naranja.

Un puñado de almendras.

Suplementos: Tome de una a tres cápsulas líquidas de un aceite esencial AM y una mezcla CO_2 de plantas medicinales y especias, y dos cápsulas de multivitaminas basadas en alimentos enteros con zinc. (Para ver una lista de productos recomendados visite www.BiblicalHealthInstitute.com y haga clic en la guía de recursos GPRx Resource Guide.)

Almuerzo

Antes de comer beba ocho onzas de agua.

Un tazón grande de sopa de pollo con especias contra el resfrío y la gripe (ver la receta en la p. 75).

Suplementos: Tome dos cápsulas de multivitaminas basadas en alimentos enteros con zinc.

Cena

Antes de comer beba ocho onzas de agua.

Durante la cena, beba té caliente con miel de abejas.

Pollo asado orgánico.

Vegetales salteados (zanahorias, cebollas, arvejas, etc.) en una cucharada de aceite de coco extravirgen.

Una ensalada grande con vegetales de hojas verdes, aguacate, zanahorias, pepinos, apio, tomates, col morada, pimientos rojos, cebolla morada y brotes tiernos.

Aliño: Utilice aceite de oliva extravirgen, vinagre de sidra de manzana o jugo de limón, sal Celtic Sea, plantas medicinales y especias, o mezcle una cucharada de aceite de oliva extravirgen con una cucharada de algún aliño comprado en una tienda de productos de salud.

Suplementos: Tome de una a tres cápsulas líquidas de un aceite esencial PM y una mezcla CO_2 de plantas medicinales y especias y dos multivitaminas basadas en alimentos enteros, y de una a tres cucharaditas, o de seis a nueve cápsulas de algún complejo de aceite de hígado de bacalao rico en omega-3.

Refrigerios

Un puñado de almendras crudas con tajadas de manzanas.

Una barra energética de alimentos enteros, que contenga betaglucanos de fibra soluble de avena.

Beba de ocho a doce onzas de agua, o té caliente o helado recién hecho con miel de abejas.

Antes de irse a la cama

Beba de ocho a doce onzas de agua o té caliente con miel de abejas.

Suplementos: Beba una mezcla de dos a tres cucharadas de vinagre de sidra de manzana orgánico y sin filtrar y una cucharada de miel de abejas orgánica cruda, disueltas en ocho onzas de agua tibia. Tome de tres a seis cápsulas de una combinación botánica de plantas medicinales y especias incluyendo ajo, jengibre, saúco y equinácea con ocho a doce onzas de agua pura.

Higiene avanzada: Siga las recomendaciones de higiene avanzada para la mañana del Día 1.

Oración: Dé gracias a Dios por este día, pidiéndole un descanso nocturno reparador y un comienzo fresco en el nuevo día. Déle gracias por la fidelidad de su amor incesante y su misericordia renovada cada mañana. Lea en voz alta el Salmo 23.

Terapia corporal: Tome un baño tibio durante quince minutos añadiéndole de ocho a doce gotas de aceites esenciales bíblicos.

Hora de dormir: Acuéstese a las diez y media de la noche.

Día 7

Al levantarse y durante el día

Oración: Dé gracias a Dios porque este es el día que el Señor ha hecho. Regocíjese y gócese en Él. Déle gracias por el aliento en sus pulmones y la vida de su cuerpo. Pida al Señor que sane su organismo y utilice su experiencia en beneficio de las vidas de otros. Lea en voz alta el Salmo 91.

Higiene avanzada (puede practicar el método de higiene avanzada hasta cinco veces al día mientras está luchando contra un resfriado o gripe): Siga las recomendaciones de higiene avanzada para la mañana del Día 1.

Suplementos: Beba una mezcla de dos a tres cucharadas de vinagre de sidra de manzana orgánico y sin filtrar y una cucharada de miel de abejas orgánica cruda, disueltas en ocho onzas de agua tibia. Tome de tres a seis cápsulas de una combinación botánica de plantas medicinales y especias incluyendo ajo, jengibre, saúco y equinácea con ocho a doce onzas de agua pura.

Terapia corporal: Dése una ducha caliente y fría. Después de una ducha normal, alterne sesenta segundos de agua tan caliente como pueda resistir, seguidos por sesenta segundos de agua tan fría como la pueda soportar. Repita el ciclo siete veces y media para un total de quince minutos, finalizando con agua fría.

Desayuno

Durante el desayuno, beba ocho onzas de agua o té caliente con miel de abejas.

Una taza de avena integral orgánica a la antigua con miel de abejas, mantequilla, canela y pasas con una cucharada de aceite de coco extravirgen y 1 a dos cucharadas de polvo proteínico (opcional).

Suplementos: Tome de una a tres cápsulas líquidas de un aceite esencial AM y una mezcla CO_2 de plantas medicinales y especias, y dos cápsulas de multivitaminas basadas en alimentos enteros con zinc.

Almuerzo

Antes de comer beba ocho onzas de agua.

Un tazón grande de sopa de pollo con especias contra el resfrío y la gripe (ver la receta en la p. 75).

Suplementos: Tome dos cápsulas de multivitaminas basadas en alimentos enteros con zinc.

Cena

Antes de comer beba ocho onzas de agua.

Durante la cena, beba té caliente con miel de abejas.

Pescado de su elección al horno o a la parrilla.

Brócoli salteado en una cucharada de aceite de coco extravirgen.

Batata al horno con mantequilla.

Una ensalada grande con vegetales de hojas verdes, aguacate, zanahorias, pepinos, apio, tomates, col morada, pimientos rojos, cebolla morada y brotes tiernos.

Aliño: Utilice aceite de oliva extravirgen, vinagre de sidra de manzana o jugo de limón, sal Celtic Sea, plantas medicinales y especias, o mezcle una cucharada de aceite de oliva extravirgen con una cucharada de algún aliño comprado en una tienda de productos de salud.

Suplementos: Tome de una a tres cápsulas líquidas de un aceite esencial PM y una mezcla CO_2 de plantas medicinales y especias y dos multivitaminas basadas en alimentos enteros, y de una a tres cucharaditas, o de seis a nueve cápsulas de algún complejo de aceite de hígado de bacalao rico en omega-3.

Refrigerios

Tajadas de manzana con mantequilla de ajonjolí (tahini).

Una barra energética de alimentos enteros, que contenga betaglucanos de fibra soluble de avena.

Beba de ocho a doce onzas de agua, o té caliente o helado recién hecho con miel de abejas

Antes de irse a la cama

Beba de ocho a doce onzas de agua, o té caliente con miel de abejas.

Suplementos: Beba una mezcla de dos a tres cucharadas de vinagre de sidra de manzana orgánico y sin filtrar y una cucharada de miel de abejas orgánica cruda, disueltas en ocho onzas de agua tibia. Tome de tres a seis cápsulas de una combinación botánica de plantas medicinales y especias incluyendo ajo, jengibre, saúco y equinácea con ocho a doce onzas de agua pura.

Higiene avanzada: Siga las recomendaciones de higiene avanzada para la mañana del Día 1.

Terapia corporal: Tome un baño tibio durante quince minutos añadiéndole de ocho a doce gotas de aceites esenciales bíblicos.

Oración: Dé gracias a Dios por este día, pidiéndole un descanso nocturno reparador y un comienzo fresco en el nuevo día. Déle gracias por la fidelidad de su amor incesante y su misericordia renovada cada mañana. Lea en voz alta 1 Corintios 13.4-8.

Hora de dormir: Acuéstese a las diez y media de la noche.

Día 8 en adelante

Cuando se haya recuperado de su resfriado o gripe y si desea continuar llevando un estilo de vida saludable, visite www.GreatPhysiciansRx.com y súmese a la comunidad online de las «siete semanas de bienestar» donde encontrará sugerencias detalladas paso por paso y planes de nutrición y estilos de vida. Sanos. Estos programas online le proveerán asimismo las herramientas para medir su progreso en cuanto a las comidas diarias adecuadas a su caso y los planes de ejercicios, así como las herramientas para evaluar su avance.

Si ha experimentado resultados positivos con el programa de *La receta del Gran Médico para el resfrío y la gripe*, le insto a hablarles de él a sus conocidos y a que les recomiende este libro y este programa. Ahora puede aprender a dirigir un grupo pequeño en su iglesia o su hogar visitando www.GreatPhysiciansRx.com.

Recuerde que usted no necesita ser médico ni especialista de la salud para ayudar a transformar la vida de alguien a quien aprecie: basta con que tenga la voluntad para hacerlo.

Permítame ofrecer ahora esta plegaria de bendiciones tomada de Números 6.24-26:

Jehová te bendiga, y te guarde;
Jehová haga resplandecer su rostro sobre ti, y tenga de ti
misericordia;
Jehová alce sobre ti su rostro, y ponga en ti paz.

En el nombre de Yeshua Ha Mashiach, Jesús, nuestro Mesías.
Amén.

¿Necesita recetas?

Para una lista detallada de más de doscientas recetas (en inglés) deliciosas y saludables contenidas en el plan de la receta del Gran Médico para las comidas, visite:

www.BiblicalHealthInstitute.com

NOTAS

Introduction

1. Molly Billings, «The Influenza Pandemic of 1918», www.stanford.edu/group/virus/uda.

2. Transmisión del reportaje «Chasing the Flu», programa *60 Minutes*, 4 de diciembre de 2005.

3. Emily Flynn Vencat, «Public Health: No Cause for Panic», *Newsweek*, 24 de octubre de 2005.

4. Amy Cox, «How to Avoid —Gesundheit!— the Cold and Flu», www.cnn.com/2004/HEALTH/12/13/cold.flu.overview.

5. «Children's Illnesses: Top Four Causes of Missed School», www.mayoclinic.com/health/childrens-conditions/CC00059.

6. «The Common Cold Coughs Ups a $40 Billion Annual Price Tag», nota de prensa del Sistema de Salud de la Universidad de Michigan, 24 de febrero de 2003, www.med.umich.edu/opm/newspage/2003/cold.htm.

7. Tal Mekel, «Cold Comfort: Cure Won't Be Soon», 15 de diciembre de 2004, www.cnn.com/2004/HEALTH/12/13/cold.flu.cure.

8. Estadísticas sobre la influenza encontradas en la página web de la Clínica Mayo, www.mayoclinic.com/health/influenza/DS00081.

9. E. Cheraskin, MD, *Vitamin C: Who Needs It?*, Arlington Press, Birmingham,1993.

10. Mekel, «Cold Comfort».

11. B. Braunig, et al., *«Echinacea purpurea radix* for Strengthening the Immune Response in Flu-Like Infections», *Z Phytother* 13 (1992): pp. 7–13.

12. Phyllis A. Balch, CNC, *Prescription for Nutritional Healing*, Avery Publishing, Wayne, NJ, 2003, p. 298.

Llave # 1

1. Cecil Adams, «Is It 'Feed a Cold, Starve a Fever,' or Vice Versa?» *The Straight Dope* columna de preguntas y respuestas, *Chicago Reader*, 3 de mayo de 1996.

2. G.R. Van den Brink, et al., «Feed a Cold, Starve a Fever?» *Clinical and Diagnostic Laboratory Immunology* 9 (2003): pp. 182-83, *Nature* 2002.

3. Larry Trivieri Jr., ed., *Alternative Medicine: The Definitive Guide*, Celestial Arts, Berkeley, CA, 2002, p. 675.

4. La doctora Appleton enumeró tres fuentes de esta declaración drástica: A. Sanchez, et al., «Role of Sugars in Human Neutrophilic Phagocytosis», *American Journal of Clinical Nutrition* 261, noviembre de 1973, pp. 1180–84; J. Bernstein, et al., «Depression of Lymphocyte Transformation Following Oral Glucose Ingestion», *American Journal of Clinical Nutrition* 30 (1997): p. 613; y W. Ringsdorf, E. Cheraskin, y R. Ramsay, «Sucrose, Neutrophilic Phagocytosis and Resistance to Disease», *Dental Survey* 52 (1976): pp. 46-48.

5. Elena Gaona, «Ladling Up Comfort», *San Diego Union-Tribune*, 22 de diciembre de 2005.

6. «Chicken Soup, Rx for the Cold», www.healthatoz.com/healthatoz/Atoz/dc/caz/resp/cold/chixsoup.jsp.

7. La cita del estudio del doctor Rennard, B. O. Rennard, et al., «Chicken Soup Inhibits Neutrophil Chemotaxis in Vitro», *Chest* 118, no. 4 (noviembre de 2000): pp. 1150-57.

8. James J. Gormley, «Pow! Why Everyone's Favorite Bulb Packs a Mean Punch— Immune-Boosting Frontiers of Science», *Better Nutrition*, noviembre 2001, www.findarticles.com/p/articles/mi_m0FKA/is_11_63/ai_83076750.

9. Paul Schulick, *Ginger: Common Spice & Wonder Drug*, 3a ed. (Prescott, AZ: Hohm Press, 1996), p. 37.

Llave # 2

1. Linus Pauling, *Vitamin C and the Common Cold*, W. H. Freeman & Co., Nueva York, 1970.

2. *Alternative Medicine: The Definitive Guide* (Celestial Arts, 2002) apuntaba a investigaciones publicadas en el libro de Cheraskin, *Vitamin C: Who Needs It?* (Arlington Press, 1993).

3. Michael Murray, ND, y Joseph Pizzorno, ND, *Encyclopedia of Natural Medicine*, Three Rivers Press, Nueva York, 1998, p. 373.

4. http://lpi.oregonstate.edu/infocenter/vitamins/vitaminC/.

5. Christina Whitford, «Cold and Flu Health», *Health Journal*, www.bodyandfitness.com/Information/Health/cold.htm#Elderberry's.

6. «Randomized Study of the Efficacy and Safety of Oral Elderberry Extract in the Treatment of Influenza A and B Virus Infections», *Journal of International Medicine* 32, no. 2 (2004): pp.132-40.

Llave # 3

1. Kenneth Seaton, «A New Way to Prevent Colds and Flu», *Health Freedom News*, marzo de 1992, p. 14.

2. De un estudio de 2003 auspiciado por la Sociedad estadounidense de Microbiología como parte de su campaña «Take Action: Clean Hands», http://www.asm.org/Media/index.asp?bid=21773.

3. Jennifer Barrett Ozols, «Surviving the Sick Office», *Newsweek,* 22 de marzo de 2005.

Llave # 4

1. C.E. Matthews, I.S. Ockene, P.S. Freedson, M.C. Rosal, P.A. Merriam, y J.R. Hebert, «Moderate to vigorous physical activity and risk of upper-respiratory tract infection», *Medicine & Science in Sports & Exercise* 34, no. 8 (2002): pp. 1242–8.

2. Phyllis A. Balch, *Prescription for Nutritional Healing,* Avery Publishing, Wayne, NJ, 2003, p. 298.

Llave # 5

1. Jessica Nutik Zitter, MD, MPH; Peter D. Mazonson, MD, MBA; Dave P. Miller, MS; Stephen B. Hulley, MD, MPH; John R. Balmes, MD, «Aircraft Cabin Air Recirculation and Symptoms of a Common Cold», *JAMA,* 2002; 288:483-6.

2. Ibid.

Llave # 6

1. «Gesundheit!» *Psychology Today,* 1 de noviembre de 2001.

2. «Beat the Winter Bugs: How to Hold Your Own Against Colds and Flu», *FDA Consumer Magazine,* de la Administración de Alimentos y Fármacos de los Estados Unidos (FDA), noviembre-diciembre 2001.

3. Colin Allen, «Attitude Fights Colds», *Psychology Today,* 24 de julio de 2003.

Llave # 7

1. «Nation's Leading Alarmists Excited About Bird Flu», 2 de febrero de 2005, no. 41-05, www.theonion.com/content/node/30868.

ACERCA DE LOS AUTORES

Jordan Rubin ha dedicado su vida a transformar la salud de otros, vida a vida. Es consultor certificado en nutrición, instructor certificado de forma física personal, especialista certificado en nutrición y miembro de la Academia Nacional de Medicina Deportiva.

El señor Rubin, de treinta y un años, es fundador y presidente ejecutivo de Garden of Life, Inc., una compañía dedicada a la salud y el bienestar humanos con sede en West Palm Beach, Florida, que produce suplementos nutricionales basados en alimentos enteros, y productos para el cuidado personal. También es presidente y ejecutivo principal de GPRx, Inc., una compañía de salud y bienestar basada en la Biblia que provee recursos educativos, currículos para grupos pequeños, alimentos funcionales, suplementos nutritivos y servicios de bienestar.

Él y su esposa, Nicki, se casaron en 1999 y son padres de un parvulito, Joshua. Residen en Palm Beach Gardens, Florida.

El doctor en medicina Joseph D. Brasco tiene amplios conocimientos y experiencia en las especialidades de medicina interna y gastroenterología; estudió medicina en el Colegio Médico de Wisconsin en Milwaukee, Wisconsin, y es un profesional certificado por la Junta Estadounidense de Medicina Interna. Además de escribir para varias publicaciones médicas, el doctor Brasco, es también coautor con Jordan Rubin de *Restoring Your Digestive Health*.

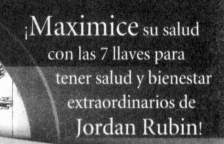

¡Maximice su salud
con las 7 llaves para
tener salud y bienestar
extraordinarios de
Jordan Rubin!

Sello de
Salud

SERIE DE CARIBE-BETANIA EDITORES

LA RECETA DEL GRAN MÉDICO

para

TENER SALUD Y BIENESTAR EXTRAORDINARIOS

Siete claves para descubrir el potencial de su salud

Autor de un éxito de librería del *New York Times*

JORDAN RUBIN

y David Remedios, M.D.

ISBN: 0881113557

GRUPO NELSON
Una división de Thomas Nelson Publishers
Juntos inspiramos al mundo
www.gruponelson.com

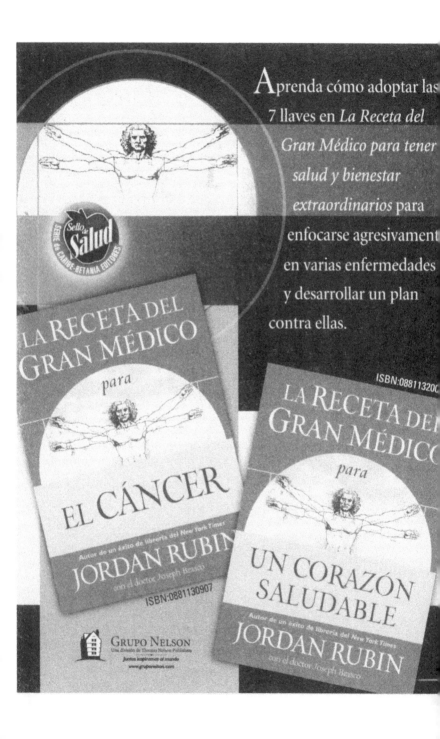

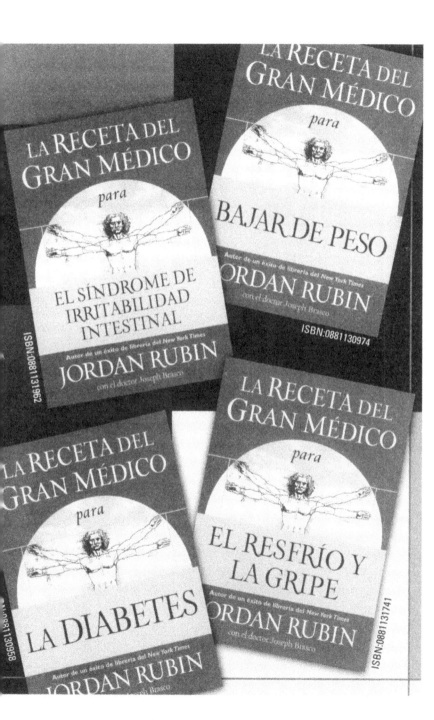